Comment va mon nouveau cœur?

Histoires de greffe

Dr Michel Carrier

Comment va mon nouveau cœur ?

Histoires de greffe

Éditions du
CHU Sainte-Justine

Catalogage avant publication de Bibliothèque et Archives nationales du Québec et Bibliothèque et Archives Canada

Carrier, Michel, 1955-
Comment va mon nouveau cœur ? : histoires de greffe
Comprend des réf. bibliogr.
ISBN 978-2-89619-158-1
1. Cœur - Greffe - Ouvrages de vulgarisation. 2. Greffés du cœur - Réadaptation - Ouvrages de vulgarisation. 3. Dons d'organes, de tissus, etc. - Ouvrages de vulgarisation. I. Titre.

RD598.35.T7C37 2009 617.4'120592 C2009-941183-0

Conception graphique : Nicole Tétreault

Photos et illustrations : Service audiovisuel de l'ICM ; Jean Leclerc, ICM ; Nancy C. Poirier, CHU Sainte-Justine ; famille Bédard ; famille Gravel ; Claude Dolbec ; Nancy Lessard.

Diffusion-Distribution :
au Québec – Prologue inc.
en France – CEDIF (diffusion) – Daudin (distribution)
en Belgique et au Luxembourg – SDL Caravelle
en Suisse – Servidis S.A.

Éditions du CHU Sainte-Justine
3175, chemin de la Côte-Sainte-Catherine
Montréal (Québec) H3T 1C5
Téléphone : (514) 345-4671 • Télécopieur : (514) 345-4631
www.editions-chu-sainte-justine.org

ISBN : 978-2-89619-158-1

Dépôt légal : Bibliothèque et Archives nationales du Québec, 2009
Bibliothèque et Archives Canada, 2009

Remerciements

À mes parents, qui m'ont encouragé et soutenu tout au long de mes études, particulièrement au cours des deux années de formation à Tucson, en Arizona, où je fus en contact avec les meilleurs spécialistes du monde en transplantation cardiaque.

Il y a tant de personnes à remercier que je ne voudrais en oublier aucune. D'abord Dyane, mon épouse, Julie-Michèle et Geneviève, nos deux filles, qui ont soutenu mon projet et qui ont patiemment corrigé le texte tout en me demandant de simplifier certaines explications rendues confuses à cause des termes médicaux que je m'entête à utiliser. De même, Alexandre, notre fils, mon compagnon de vélo, avec qui l'idée du livre a germé lors d'une longue randonnée, ainsi que mes collègues coauteurs qui ont accepté d'écrire une partie des textes dans des domaines qui m'échappent par leur complexité et leur développement de pointe.

Les expériences que vous partagerez en lisant ce livre sont le fruit du travail d'une équipe à laquelle j'ai le plaisir d'appartenir depuis une vingtaine d'années. C'est d'ailleurs cette longue expérience qui me permet de bien relater les faits et les anecdotes décrits dans le texte, bien plus que la simple compétence clinique. J'aimerais donc remercier mes collègues chirurgiens, les Drs Michel Pellerin, Denis Bouchard, Yves Hébert, Raymond Cartier, Philippe Demers, Hugues Jeanmart, Louis P. Perrault et Pierre Pagé. Les Drs Michel White, Normand Racine, Guy Pelletier et Annick Ducharme sont les cardiologues de notre équipe qui se consacrent aux soins des greffés cardiaques. J'aimerais souligner leur compétence et les remercier de leur amitié qui s'est développée au fil des années. Je remercie également le Dr Robert Leroux, psychiatre, pour son amitié. Enfin, je m'en voudrais de ne pas souligner le travail remarquable de mes collègues anesthésistes et de tout le personnel de l'Institut de Cardiologie de Montréal, infirmières, perfusionnistes, inhalothérapeutes, physiothérapeutes et travailleurs sociaux.

Je souhaite remercier le docteur Nancy C. Poirier, chirurgienne cardiaque, et Marie-Josée Raboisson, cardiologue pédiatrique, pour avoir préparé un chapitre sur la greffe des tout-petits. Merci à Simon Maltais, jeune chirurgien et étudiant au doctorat dans notre centre de recherche. Je remercie sincèrement les auteurs des témoignages que vous aurez le privilège de lire dans ce livre. Ils ont eu le courage et la générosité de partager avec vous leur expérience personnelle de la maladie et du traitement.

Les photographies et les illustrations présentées dans ce livre sont le fruit de l'excellent travail du service d'audiovisuel de l'Institut de Cardiologie de Montréal et de Jean Leclerc, photographe.

J'aimerais souligner l'excellent travail des Éditions du CHU Sainte-Justine dans la préparation et la présentation du contenu de ce livre.

Table des matières

Préface

Les progrès les plus spectaculaires de notre société se font grâce à des visionnaires. Des gens qui rêvent, qui osent et qui se dépassent.

Que ce soit en littérature, en science ou en médecine, ils contribuent à l'avancement de la race humaine.

La greffe cardiaque n'y échappe pas. Les Barnard, Shumway et Grondin ont permis à des milliers de patients de renaître une seconde fois.

Nous héritons donc de leurs exploits et tentons de poursuivre leurs rêves.

La greffe cardiaque a connu un essor sans pareil à partir des années 80 grâce à une meilleure médication antirejet et à la détection de ce dernier par la biopsie endomyocardique.

C'est ainsi que 350 greffes cardiaques ont été effectuées à l'Institut de Cardiologie de Montréal depuis la reprise du programme en 1983.

Cette aventure est un processus multidisciplinaire impliquant médecins, infirmiers et infirmières, thérapeutes, techniciens et techniciennes, tous engagés dans la sélection et le suivi des patients. Les heures de travail toujours plus exigeantes, de jour et de nuit, sont largement récompensées par le plaisir de redonner la vie à tous ces patients, nos héros, qui ont subi l'attente et ont enfin reçu le prix ultime d'un nouveau souffle.

Enfin, cette nouvelle vie, ne l'oublions jamais, est rendue possible grâce à tous nos donneurs et à leur famille envers qui nous serons tous toujours d'une immense reconnaissance.

Merci au Dr Michel Carrier et à son groupe pour cet ouvrage extraordinaire qui permet au grand public de partager cette aventure, ce miracle qu'est la greffe cardiaque.

Bonne lecture

Guy Pelletier M.D.,
Directeur médical, équipe de transplantation cardiaque
Institut de Cardiologie de Montréal

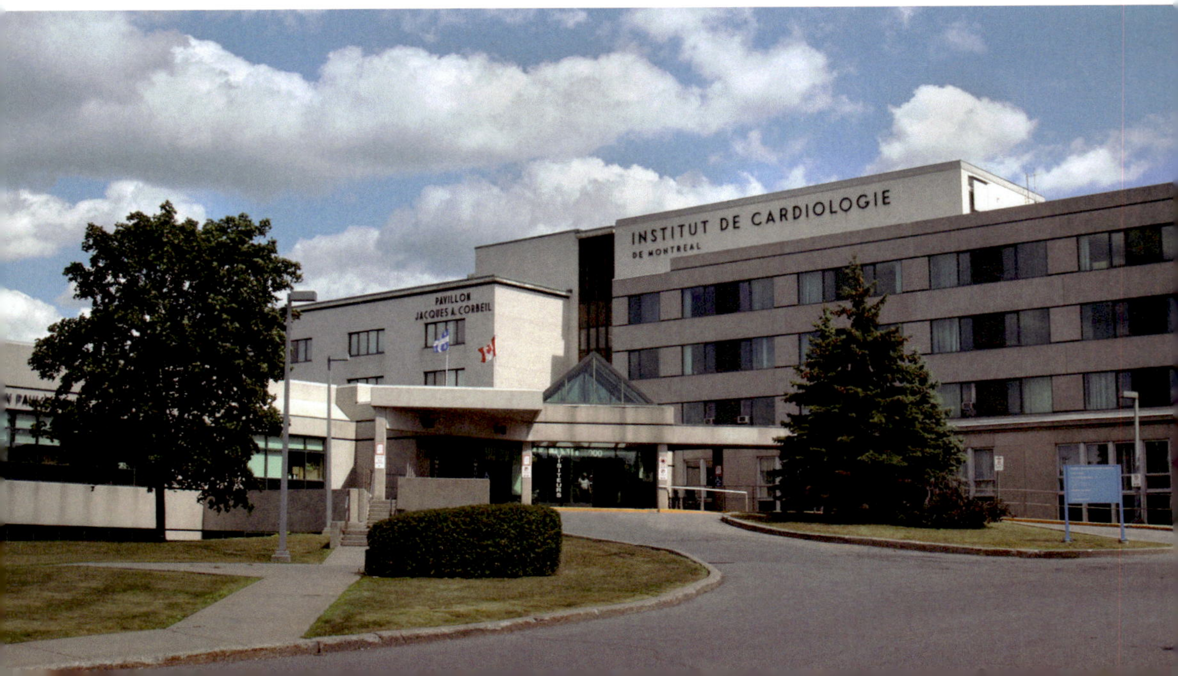

Introduction

La greffe d'organes, et particulièrement la transplantation du cœur d'une personne à une autre, demeure un traitement entaché de mystère et de méconnaissance. Pourtant, le don d'organes à la suite du décès neurologique ainsi que le prélèvement et la transplantation des organes humains sont des réalités de tous les jours dans nos hôpitaux. En effet, les donneurs potentiels se retrouvent dans nos salles d'urgence et nos unités de soins intensifs, alors que les receveurs attendent dans les unités cliniques de transplantation. Au fil des années, combien de fois avons-nous eu à répondre à des questions telles que : pourquoi doit-on attendre pour une transplantation d'organes ? N'y a-t-il pas un donneur disponible aujourd'hui ? Pouvez-vous prendre tous mes organes après mon décès ?

De toute évidence, les gens connaissent mal le rôle que joue la transplantation d'organes au quotidien. Pourtant, dans notre société, le don d'organes constitue essentiellement un acte altruiste et une décision personnelle. Il nous apparaît essentiel que le public soit en mesure de bien saisir l'association entre le don et la greffe.

L'objectif de cet ouvrage est de décrire, en des termes simples, vulgarisés et imagés le parcours que suit la personne qui doit subir une greffe du cœur, en incluant l'usage du cœur mécanique et une description de la greffe chez les tout-petits. De plus, nous décrirons les principales caractéristiques du donneur d'organes. Nous nous permettrons d'y associer quelques anecdotes personnelles, un bref historique de la greffe de cœur dans nos murs et des témoignages de personnes ayant vécu de près la suite des événements qui mènent à la greffe. Enfin, nous ajouterons quelques lignes sur le formidable développement du cœur artificiel et l'extraordinaire potentiel de l'organogenèse pour l'avenir.

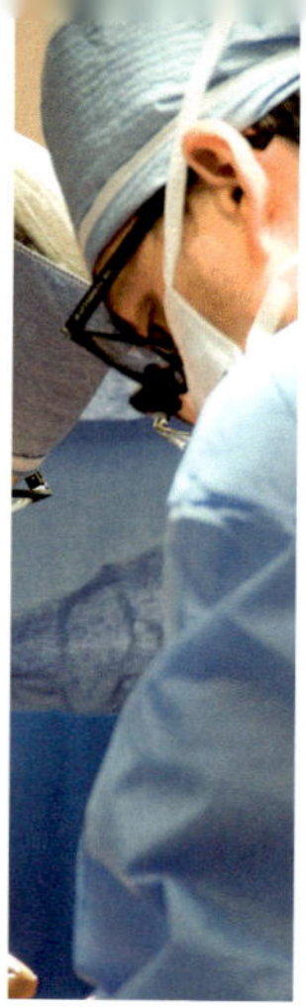

Chapitre 1

La greffe sans frontières ou l'histoire d'une jeune Australienne à Montréal

Nous sommes mardi, il est 11 heures et je termine une opération de routine, soit trois pontages sur les artères coronaires du cœur. Quoi de plus classique ! Chaque chirurgien cardiaque pratique quatre ou cinq de ces opérations par semaine. Pourtant, ce matin-là ne se révélera pas tout à fait comme les autres. L'infirmière de la salle d'opération nous indique qu'il y a une patiente à voir d'urgence à l'unité médicale du Quatrième Est.

Myriam est une jeune étudiante australienne arrivée au Québec il y a quelques mois afin d'y faire des études universitaires en musique. Elle n'a que 22 ans. Au cours des derniers jours, elle a été hospitalisée à cause d'une fièvre et de ce qui semble être un syndrome viral banal, une mauvaise grippe toute simple. Toutefois, son état s'est rapidement détérioré.

Elle nous est alors transférée avec un diagnostic de cardiomyopathie virale aiguë fulminante, une sorte d'infection virale qui, on ne sait pourquoi, attaque le cœur et l'affaiblit parfois sérieusement. Myriam présente tous les signes d'un choc cardiogénique avec malperfusion des organes périphériques. Son cœur ne peut plus travailler suffisamment pour la maintenir en vie bien longtemps. De plus, il bat de façon irrégulière avec des arythmies cardiaques malignes et dangereuses.

Au premier coup d'œil, Myriam est une toute petite jeune femme d'environ 45 à 50 kg. Impossible de songer à utiliser un cœur artificiel total, ce dernier étant bien trop gros. Or, à l'Institut de Cardiologie, nous venons de recevoir un nouveau système d'assistance ventriculaire grâce à un généreux donateur, mais il est encore emballé et on ne l'a pas vraiment utilisé à ce jour. Pourtant, il n'y a aucune autre solution et Myriam est d'urgence transportée en salle d'opération. Il faut faire vite avant que son cœur arrête de battre définitivement.

La jeune sœur de Myriam accepte en son nom l'opération que nous allons tenter et elle promet de communiquer l'information sur l'état de sa sœur à leurs parents, toujours en Australie.

Il est 13 heures lorsque nous commençons l'opération. Le cœur de Myriam ne se contracte pratiquement plus. Nous décidons d'implanter l'appareil d'assistance ventriculaire ; pour maintenir une pression adéquate et un bien meilleur flot de sang aux organes périphériques, nous posons une canule dans le cœur gauche, une pompe et une autre canule dans l'aorte ascendante.

Il est maintenant 17 heures et, pour la première fois, je parle aux parents de Myriam. J'explique tout : la maladie fulminante, l'appareil qui la maintient en vie et la prochaine opération, soit la greffe cardiaque qui remplacera bientôt l'appareil. Les parents de Myriam avaient déjà compris que leur fille se trouvait dans un état critique. Ils s'envolent alors rapidement de Sydney pour l'autre bout du monde, Montréal. Je leur demande de me rappeler à chaque étape de leur voyage. Ils prennent en note tous mes numéros de téléphone, y compris ceux de la maison. Je garderai le contact aussi par l'intermédiaire de la jeune sœur de Myriam, qui a grand besoin de soutien.

La première nuit à l'unité des soins intensifs est plutôt difficile pour Myriam. Elle est en insuffisance rénale, c'est-à-dire que les reins n'ont pas tenu le coup, et elle saigne abondamment par la plaie sternale. Au petit matin, par miracle, on trouve un donneur compatible et, sans hésitation, nous acceptons son cœur au nom de Myriam.

Avant d'entrer en salle d'opération, je reçois un appel des parents qui en sont à leur première escale. Je leur explique que nous allons procéder rapidement à cette deuxième opération, la greffe cardiaque. Je ne sais pas vraiment dans quel état ils sont, cependant je peux aisément l'imaginer. J'essaie de les rassurer tout en étant réaliste, mais au téléphone et de si loin…

L'opération se déroule bien. Après avoir retiré le cœur natif de Myriam et l'appareil d'assistance mécanique qui lui a permis de vivre 20 heures de plus, le cœur transplanté reprend vaillamment son activité dans la cavité thoracique de Myriam. Quel soulagement pour toute l'équipe présente dans la salle d'opération !

Lorsque je rencontre pour la première fois les parents de Myriam, cela fait 72 heures que je la connais ! Nous l'avons déjà opérée à deux reprises. Elle a été soignée par une dizaine d'infirmières et plusieurs médecins. Au total, elle restera avec nous pendant 69 jours, bien soutenue par ses parents et sa sœur, avant de pouvoir quitter l'hôpital. Quelques mois plus tard, elle retourne vivre en Australie auprès de sa famille.

Je crois que Myriam a fait des études en droit dans son pays et, tous les Noël, elle envoie une carte de souhaits à chacun des membres de notre équipe de greffes. J'ai toujours conservé en souvenir cette cravate ornée de kangourous d'Australie qu'elle m'avait offerte à son départ. Il y a dans nos vies des personnes que l'on n'oublie jamais, même si la rencontre se fait brève. Myriam est l'une d'elles !

Questions

Est-ce qu'un virus banal entraîne fréquemment des dommages au cœur ?

En fait, une cardiomyopathie virale ou une myocardite virale est une faiblesse du muscle cardiaque qui fait suite à une infection virale. Cette maladie est plutôt méconnue en cardiologie. En effet, une infection virale banale comme la grippe cause des dommages aux cellules du muscle cardiaque de façon indirecte en encourageant nos propres cellules de défense à détruire les cellules du muscle cardiaque. Il en résulte une faiblesse du cœur. Généralement, l'atteinte cardiaque est peu sévère et réversible. Rares sont les cas comme celui de Myriam où l'atteinte est très sévère et critique. Il y a environ un cas sur vingt qui s'avère aussi grave que celui de notre jeune patiente.

Qu'est-ce qu'un choc cardiogénique ?

Il s'agit d'un état où la tension artérielle est faible, avec une mauvaise perfusion des organes périphériques tels que les reins, le foie et le cerveau. Cet état est causé par une faiblesse de la contraction du cœur, alors quasi incapable de pomper suffisamment de sang qui contient l'oxygène du corps. Les organes sont donc privés d'oxygène et en souffrance. Il peut s'agir d'un infarctus aigu du myocarde ou d'une crise de cœur, d'une complication de cet infarctus, d'une myocardite aiguë ou d'une cause simplement inconnue.

Qu'est-ce qu'une arythmie maligne ?

Il s'agit d'un trouble grave du rythme cardiaque, comme l'est la tachycardie ventriculaire, précurseur de la fibrillation ventriculaire et de l'arrêt cardiaque. Le pouls devient irrégulier, au point où le cœur peut rapidement évoluer vers l'arrêt cardiaque et le décès.

Qu'est-ce qu'un système d'assistance ventriculaire ?

Il s'agit en fait d'une forme de cœur artificiel. Le cœur physique de la personne sera laissé en place, mais une pompe viendra l'assister en poussant du sang dans l'aorte ascendante. En général, nous souhaitons conserver l'appareil en place le moins de jours possible, mais il faut parfois attendre quelques semaines, voire quelques mois avant de trouver un donneur compatible. Myriam a été bien chanceuse d'obtenir si rapidement un cœur pour la greffe. Cette chance ne se présente pas tous les jours.

Qui peut accepter la greffe ? Qu'est-ce que le consentement éclairé ?

Quand la personne est dans l'incapacité de donner son consentement à un traitement comme une greffe, le conjoint ou la famille immédiate devient responsable de l'accepter ou de le refuser. Comme dans le cas d'un enfant, où ce sont les parents qui doivent y consentir. Quelle grande responsabilité…

Qu'arrive-t-il lorsque la famille refuse le don ou lorsque les membres d'une famille ne s'entendent pas entre eux ?

Il arrive qu'une personne ait signé sa carte d'assurance-maladie indiquant qu'elle accepte de faire le don de ses organes en cas de décès et que des problèmes surgissent. Lorsque la famille refuse le don et ne donne pas sa permission, il est très difficile pour les médecins de procéder au prélèvement. Généralement, les médecins respectent la décision de la famille et optent pour une approche conservatrice.

Dans les cas où il y a désaccord entre les membres d'une même famille, les médecins font valoir les effets bénéfiques d'une greffe d'organe et demandent à la famille d'en venir à une réponse commune et unique qui respecte le plus possible les vœux du donneur potentiel.

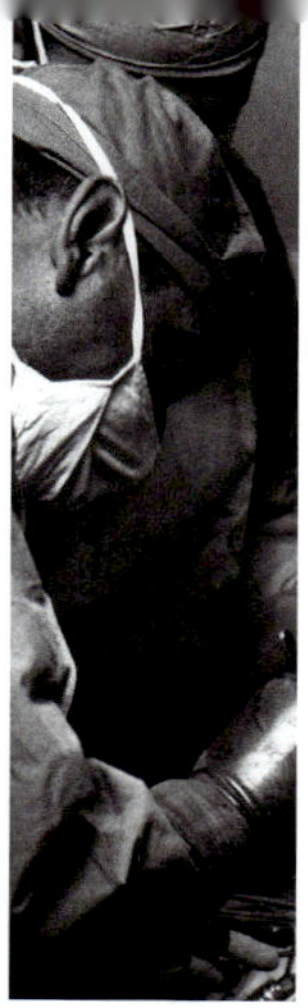

Chapitre 2

La petite histoire de la greffe du cœur : Barnard, Grondin et les autres

Nous sommes le 30 mai 1968. Le Dr Pierre Grondin réalise la première transplantation cardiaque au Canada, cinq mois après l'exploit de Christian Barnard. Ce dernier avait procédé avec succès à la première transplantation de cœur sur un humain en Afrique du Sud. Il venait, sans le savoir, de déclencher une formidable course au développement technique et au savoir scientifique.

Revenons à la greffe du Dr Grondin. Son premier patient ne survit que 43 heures avec son nouveau cœur. Qu'à cela ne tienne, Grondin récidive et, le 28 juin 1968, Gaétan Paris subit à son tour une transplantation cardiaque, cette fois avec succès. Il survit cinq mois et deux jours et devient un personnage médiatique au Québec. Rapidement, il apparaît dans les médias, souvent associé aux personnalités politiques de l'époque. Rien n'est plus

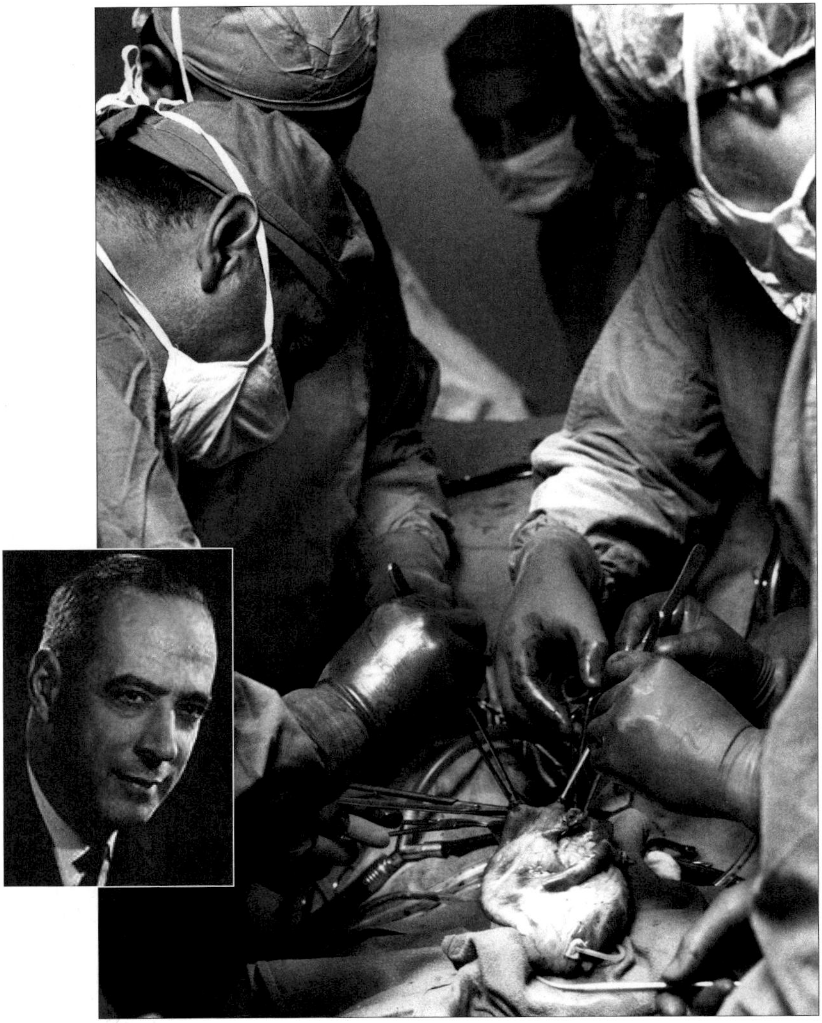

Nous sommes le 30 mai 1968. Le Dr Pierre Grondin réalise la première transplantation cardiaque au Canada.

prestigieux qu'être en lien, d'une façon ou d'une autre, avec cette formidable découverte, preuve vivante que la médecine peut vaincre la mort par la greffe du cœur.

Entre le 30 mai et le 29 novembre 1968, le Dr Grondin, accompagné d'une équipe de chirurgiens et de cardiologues, réalise neuf greffes du cœur. Malheureusement, les receveurs de cœur ne survivent que quelques mois chacun. À ce moment-là, les médicaments utilisés pour prévenir le phénomène du rejet aigu, réaction naturelle de défense contre tout corps étranger, étaient encore rudimentaires.

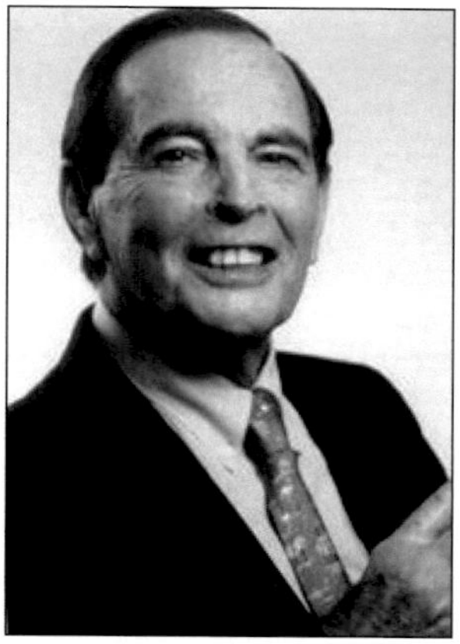

Dr Christian Barnard

Les méthodes de détection du rejet cardiaque étaient également peu développées. Les receveurs de cœurs décédaient donc de rejet aigu ou d'une infection secondaire à la médication.

À l'échelle mondiale, l'expérience de quelques dizaines de personnes ayant subi une transplantation cardiaque se résumait à un taux excessif de décès précoces. Dès lors, un moratoire quasi universel a été appliqué à la greffe du cœur chez l'homme. En fait, dans l'ensemble, les centres ont alors cessé de pratiquer des greffes cardiaques. Seuls quelques centres dans le monde, dont celui de Norman Shumway, véritable instigateur et principal promoteur de la greffe cardiaque, à Stanford en Californie, ont poursuivi les travaux et les études.

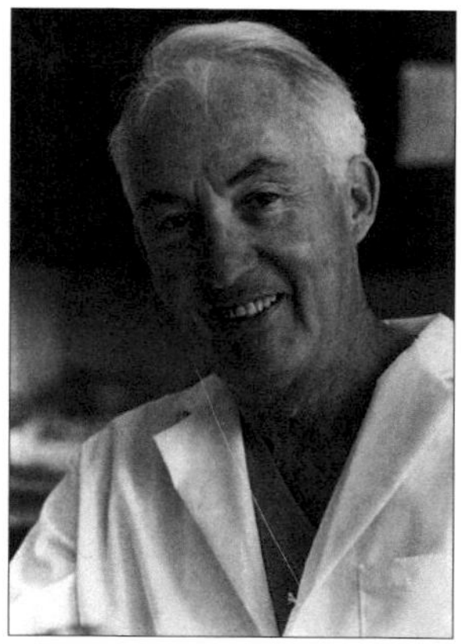

Dr Norman Shumway

Il faut attendre le début des années 1980 pour voir renaître la greffe de cœur et d'autres organes chez l'homme. L'arrivée de la cyclosporine, un médicament puissant et efficace contre le rejet aigu des organes greffés, a permis à une multitude de personnes de bénéficier de toutes les formes de transplantation d'organes solides tels que le cœur, les poumons, le rein et le foie. C'est l'arrivée de la cyclosporine comme médicament antirejet qui a réellement permis la reprise et le succès des différentes greffes d'organes.

De 1968 à 2008, 1028 personnes ont subi une transplantation cardiaque au Québec, dont 329 à l'Institut de Cardiologie de Montréal. À titre de comparaison, au Québec,

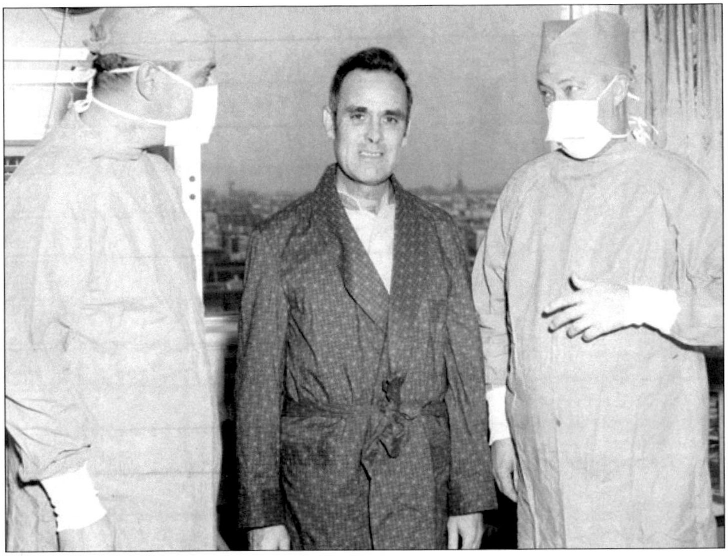

Dr Pierre Grondin et un collègue en compagnie de l'un de ses premiers patients qui a survécu à la greffe.

entre 1958 et 2008, 6638 personnes ont subi une greffe rénale, 1808, une greffe hépatique et 407 autres, une greffe pulmonaire (Québec-Transplant, Statistiques 2008). Au total, neuf centres hospitaliers, incluant les quatre centres hospitaliers universitaires (CHU) et les deux centres pédiatriques (Sainte-Justine et l'Hôpital pour Enfants de Montréal), pratiquent la transplantation des organes au Québec.

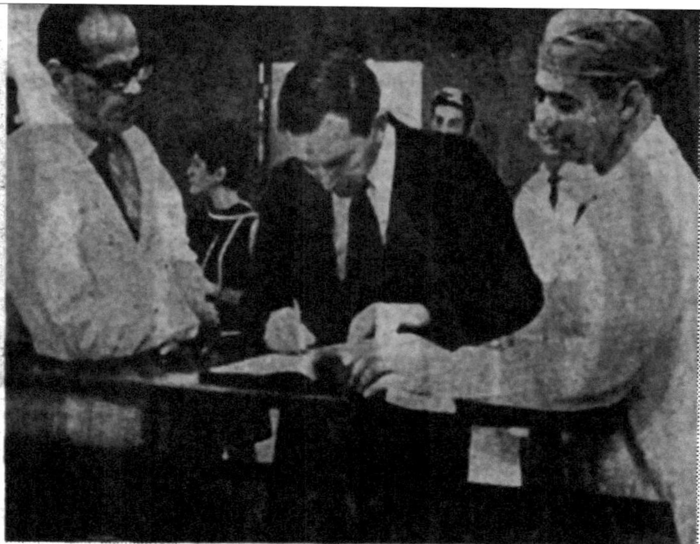

LE Dr BARNARD REÇU A L'INSTITUT

Le célèbre chirurgien sud-africain, le Dr Christiaan Barnard, a visité, hier après-midi, l'Institut de cardiologie de Montréal. On le voit ici, signant le livre d'or de l'Institut, en compagnie du directeur, le Dr Paul David (à gauche) et du Dr Pierre Grondin, un des chirurgiens qui a réussi la greffe d'un coeur sur M. Gaétan Paris. Rappelons que le Dr Barnard est le chirurgien qui a réalisé le premier une transplantation cardiaque. (Photo Bernard Lauzé)

Photo : Bernard Lauzé, La Presse

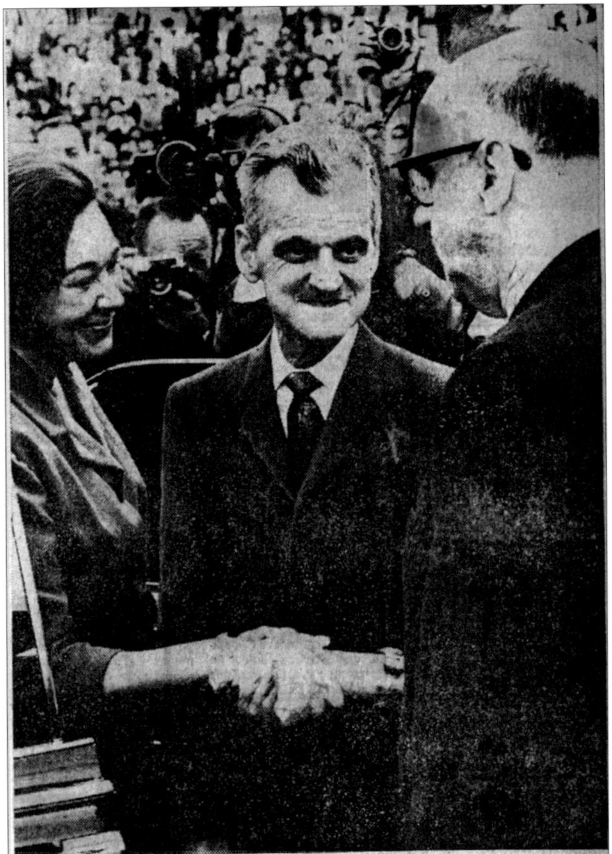

photo Robert Nadon, LA PRESSE

M. Paris à Terre des Hommes

Ce fut une journée mémorable, hier, pour M. Gaétan Paris, le premier survivant canadien d'une greffe du coeur. A l'invitation du maire de Montréal, M. Jean Drapeau, à droite, M. Paris a visité, durant un peu plus de deux heures, Terre des Hommes. Nous voyons, ci-haut, M. Paris, au centre, et son épouse, à gauche, souriant l'un et l'autre, alors qu'ils sont accueillis par M. Drapeau, à la Place des Nations.

Photo : Robert Nadon, La Presse

La majorité de ces interventions ont été réalisées depuis le début des années 1980, avec l'arrivée de la cyclosporine. Ce dernier médicament, qui s'ajoute aujourd'hui à plusieurs autres, permet une meilleure maîtrise du phénomène de rejet chez le receveur d'une greffe d'organe.

Questions

Qu'est-ce que le rejet aigu ?

Le rejet aigu, après une transplantation d'organe solide (cœur, reins, foie, poumons), consiste en une réaction de défense du receveur contre les cellules du donneur, celles-ci étant reconnues comme étrangères. Le système immunitaire du receveur tente donc impulsivement de détruire l'organe greffé, qu'il identifie comme étant un intrus. Une nouvelle classe de médicaments appelés agents immunosuppresseurs – ou antirejet – permet de maîtriser et de bloquer cette réaction de défense de l'organisme.

Qu'est-ce que la cyclosporine ?

La cyclosporine est un extrait de champignon dont Borel, son inventeur, a identifié les propriétés antirejet ou immunosuppressives. Ainsi, la cyclosporine bloque la réaction du système immunitaire du receveur qui, autrement, chercherait à attaquer et à détruire l'organe transplanté, car les cellules et les tissus formant cet organe sont reconnus comme étant différents et étrangers au receveur.

Qu'est-ce qu'une infection secondaire ?

L'usage obligatoire des médicaments antirejet chez toutes les personnes qui reçoivent une greffe d'organe solide, incluant un cœur, cause une diminution des mécanismes normaux de défense du corps contre les infections. Ainsi, ces personnes deviennent sujettes aux infections virales ou à champignons que l'on ne rencontre pas fréquemment chez les gens qui ne subissent pas ce genre de greffe. Toutefois, il faut ajouter que les médicaments antirejet modernes sont plus sélectifs, parvenant à diminuer le rejet tout en maintenant intactes les défenses de l'organisme contre l'infection. Le tout consiste à maintenir l'organisme en équilibre entre la prévention du rejet et le maintien des défenses contre les infections en fonction.

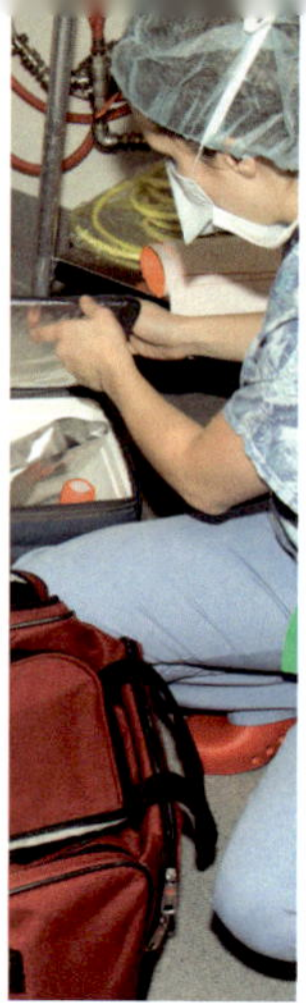

Chapitre 3

Qui sont ces donneurs de cœur ?

Identification et prélèvement

Au Québec, un organisme appelé Québec-Transplant est responsable de la coordination des activités de don d'organes. Les coordonnateurs qui y travaillent se chargent de l'identification et du maintien des donneurs pendant que plusieurs examens sont pratiqués. Ils coordonnent également les équipes en salle d'opération lors des divers prélèvements et ils s'assurent de la distribution des organes aux bons endroits. De plus, il ne faut pas oublier leur rôle prépondérant dans le soutien aux familles des donneurs, car la greffe est précédée d'un décès et conséquemment du deuil de l'entourage immédiat.

En effet, il faut souligner le rôle de la famille immédiate du donneur. Ce sont les proches du donneur qui doivent consentir au prélèvement des organes à des fins de transplantation. Ils doivent eux-mêmes être assurés que tout a été fait pour sauver la vie de leur proche, que les médecins experts ont confirmé un diagnostic de mort cérébrale comme étant irréversible, que la greffe et le don d'organes, étaient le vœu de leur proche et que tous interviennent avec respect et compassion. Le deuil est difficile, mais la plupart considèrent comme réconfortante l'idée de sauver des vies grâce à ce don d'organes.

Les Québécois sont ouverts au don d'organes, avec l'un des taux les plus élevés de don par habitant en Amérique du Nord, soit 19,4 donneurs par million de personnes (151 donneurs d'organes en 2008 avec une population de 7,7 millions d'habitants). Toutefois, il y a beaucoup plus de receveurs en attente d'organes solides (cœur, foie, rein, pancréas et poumon) que de donneurs identifiés par les experts. Cette situation entraîne une grande pénurie d'organes et le décès de plusieurs patients en attente d'une greffe.

Une étude du Collège des médecins du Québec indique que nous pourrions atteindre le taux de 32 donneurs et plus par million de personnes si nous réussissions à identifier et à prélever tous les organes de donneurs disponibles au Québec (www.cmq.ca). Cela signifierait, au Québec, l'ajout de plus de 100 nouveaux donneurs d'organes et de 300 nouvelles greffes par année ! Quel soulagement pour toutes ces personnes en attente ! Pour cela, il faudrait être en mesure d'identifier tous les donneurs d'organes dans nos hôpitaux, alors que nous en identifions actuellement seulement 80 %. Nous devrions aussi obtenir le consentement au don dans tous les cas, alors que le taux d'acceptation par les familles des donneurs est présentement de 70 %. Beaucoup de travail reste donc à accomplir pour sensibiliser au don le grand public, les médecins et le personnel hospitalier et pour s'assurer que tous les donneurs d'organes sont identifiés lorsqu'ils séjournent dans nos centres hospitaliers de soins aigus. Il faut aussi se souvenir qu'un même donneur peut offrir plusieurs organes et aider ainsi plusieurs receveurs à la fois.

Opinion à l'égard du don d'organes

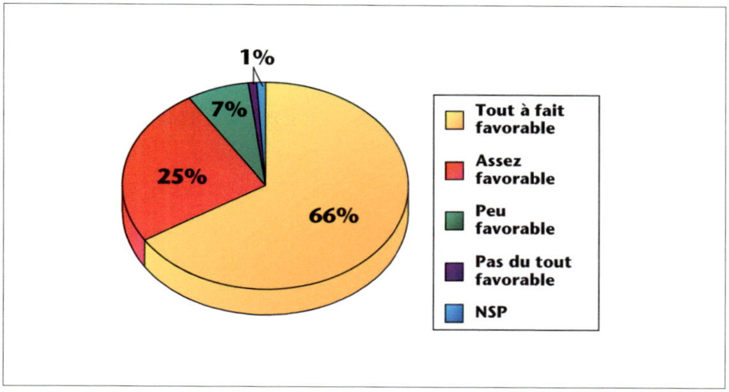

Sondage de Québec-Transplant auprès de 500 répondants de la région de Montréal en juillet 2008 à la suite d'une campagne publicitaire. Plus de 90 % des personnes se disaient favorables au don d'organe. Huit Montréalais sur dix se disaient personnellement prêts à faire le don de leurs organes, surtout chez les personnes âgées de 18 à 34 ans. Sept personnes sur dix, qui accepteraient de faire le don de leurs organes, ont pris des mesures précises pour faire connaître leur volonté. De leur nombre, 96 % ont signé l'autocollant de consentement, 69 % ont avisé leurs proches et 8 % ont prévenu leur notaire.

Qui est donneur d'organes ?

En général, un donneur d'organe est une personne de tout âge (de l'enfance à plus de 80 ans) qui présente un diagnostic de décès neurologique, mais dont les fonctions vitales des organes sont bien maintenues, à l'exception du cerveau. Selon l'étude du Collège des médecins du Québec, ce diagnostic n'est présent que dans 1 % de tous les décès constatés en milieu hospitalier au Québec. Ainsi, seulement 1 % de tous les décès dans nos hôpitaux reçoivent un diagnostic de mort cérébrale avec des fonctions vitales périphériques maintenues de façon assez adéquate pour le don d'organe ! Il y en aurait environ 240 par année au Québec, selon la même étude. Actuellement, nous prélevons environ 150 donneurs par année (151 au cours de l'année 2008), alors que 240 seraient disponibles. En considérant que nous prélevons en moyenne trois organes par donneur, nous pourrions atteindre le chiffre de 700 transplantations et plus au Québec pour nos receveurs en attente.

Entre 1980 et 1990, la majorité des donneurs d'organes étaient des jeunes entre 30 à 40 ans victimes d'un traumatisme crânien survenu généralement dans un accident de la route. L'introduction de meilleures mesures de sécurité routière (utilisation de la ceinture de sécurité, prise de conscience des conséquences de l'alcool au volant) a considérablement diminué le nombre de donneurs de cette catégorie. Aujourd'hui, le donneur d'organes typique est une personne de 50 ans et plus victime d'un accident vasculaire cérébral. La personne est souvent atteinte de façon subite, avec perte de conscience et évidence rapide d'un dommage cérébral irréversible.

Ainsi, les donneurs sont maintenant plus âgés et nécessitent donc plus de soins et d'examens avant la greffe. Les médecins doivent entre autres s'assurer que le donneur n'est pas porteur d'infections, particulièrement de nature virale (VIH, hépatite C et B active) ou de tumeurs cancéreuses. Les donneurs qui sont porteurs de tumeurs sont généralement exclus d'emblée du don à cause de la nature très grave de leur maladie.

En général, les donneurs démontrant des tests de sérologie positive pour le VIH ne sont pas retenus pour la greffe, étant donné le risque élevé de transmettre la maladie aux receveurs. Le comportement sexuel des donneurs est aussi évalué. La présence d'un partenaire sexuel stable (hétérosexuel ou homosexuel) permet de s'assurer que le risque est faible pour les receveurs ; toutefois, on procède toujours à des tests sanguins qui permettent de déterminer si on utilisera les organes pour la greffe.

Le donneur cardiaque

Pour être greffé, le cœur doit être en excellente condition, sans aucune lésion antérieure ni maladie des artères coronaires. Seulement 30 % de tous les donneurs d'organes peuvent donner leur cœur. Chez les autres, le foie et les reins peuvent être adéquats et prélevés pour la transplantation. Le bon donneur de cœur est donc difficile à trouver.

Chaque donneur potentiel subit, en plus des tests habituels de sérologie virale et de compatibilité, une échographie cardiaque et parfois même une coronarographie. L'échographie cardiaque permet d'étudier la fonction du cœur, particulièrement celle des deux ventricules et des valves cardiaques. La coronarographie, quant à elle, sert à s'assurer de l'absence de blocages des artères coronaires. Il faut noter que, chez les gens de plus de 45-50 ans, le blocage des artères coronaires peut être présent sans aucun symptôme. Ainsi, il est fort possible que le donneur ait ignoré l'existence de ces blocages. C'est pourquoi il est si important de les identifier. Dans le cas de blocages sévères des artères coronaires, le cœur ne peut être utilisé pour la greffe.

Par la suite, la compatibilité sanguine et certaines caractéristiques immunologiques, comme la présence d'anticorps, influencent la sélection du donneur. En effet, les groupes sanguins du donneur et du receveur (A, B, O, AB) doivent être identiques ou compatibles. De plus, le sang du receveur ne doit pas contenir d'anticorps pouvant s'activer contre les cellules sanguines du donneur afin d'éviter un rejet très précoce au moment de la greffe. Le test sanguin qui permet cette analyse est appelé « cross-match lymphocytaire ».

Le donneur de cœur doit aussi être d'un poids assez proche de celui du receveur afin d'être en mesure de bien assurer la circulation chez le receveur après l'implantation. La différence de poids ne doit pas excéder 35 %. En général, le sexe du donneur et du receveur a bien peu d'importance.

Le processus

Lorsque l'équipe de greffe reçoit l'offre d'un cœur de la part des coordonnateurs de Québec-Transplant, les médecins analysent l'état du receveur, l'état du donneur et les résultats des examens décrits précédemment. Ils doivent déterminer les chances de succès d'une telle intervention. Celles-ci dépendent de l'état de santé du receveur ; plus il est malade, plus l'opération est délicate et difficile à supporter.

Cela est tout particulièrement vrai pour ce qui est des organes vitaux, soit le cœur, le foie et les poumons. Ici, il n'existe pas de deuxième chance et pas de dialyse au cas où la greffe échouerait (la dialyse est l'utilisation du rein artificiel qui peut remplacer la fonction du rein). La décision est donc très difficile à prendre. Évidemment, elle se prend de concert avec le patient et sa famille.

Pour un donneur cardiaque, nous devons limiter la période d'ischémie du cœur, c'est-à-dire la durée de temps où le cœur n'est pas dans le corps du receveur ou du donneur. Cette période de temps varie entre quatre et six heures. Au-delà de ce laps de temps, le cœur aura trop souffert du manque de sang et d'oxygène, de telle sorte qu'il ne pourra pas jouer son rôle lors de l'opération.

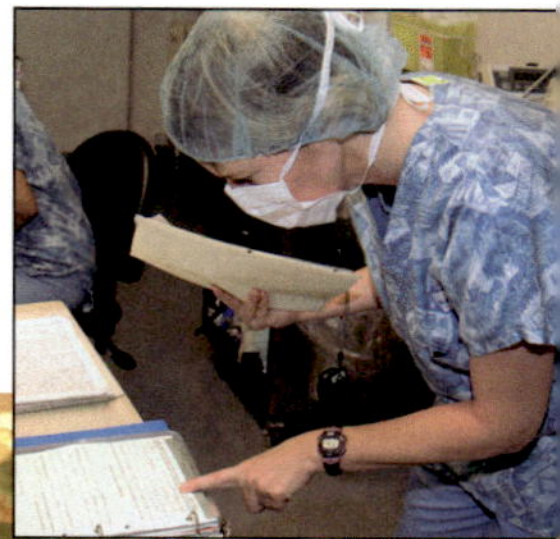

L'équipe de prélèvement comprend un chirurgien, qui procède au prélèvement du cœur, et un perfusionniste, qui s'occupe d'injecter la solution de préservation à la chirurgie et de faire transporter le cœur dans une solution froide glacée afin de le protéger jusqu'à la greffe. Une infirmière coordonnatrice assure la logistique du transport. Cette équipe doit donc tenir compte du facteur temps dans la planification du prélèvement et du transport du cœur pour la greffe. Il doit se passer le moins de temps possible entre le prélèvement du cœur chez le donneur et la transplantation chez le receveur. Cette période, rappelons-le, ne doit pas excéder quatre à six heures. Les chances de succès de la greffe dépendent en partie de ce facteur temps, si important, afin de préserver adéquatement le cœur donneur.

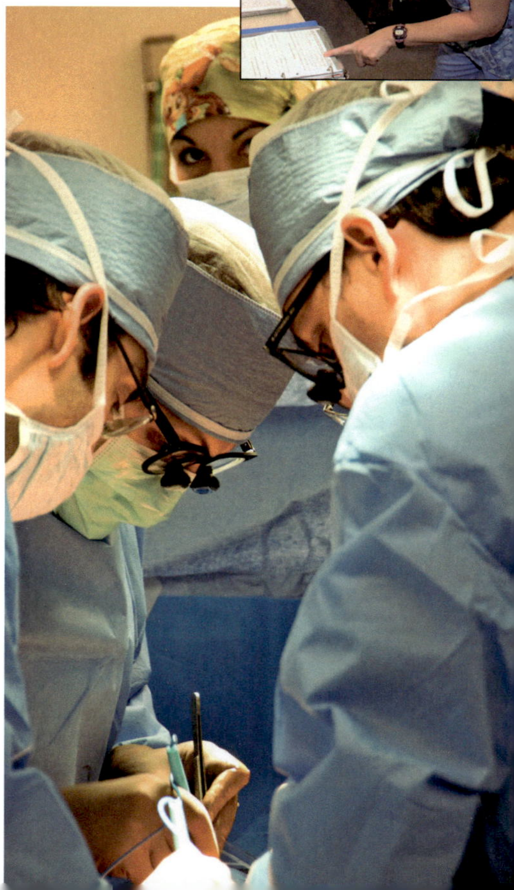

En médaillon : une coordonnatrice évalue le dossier d'un donneur d'organes.

Des chirurgiens prélèvent des organes thoraciques (cœur et poumons).

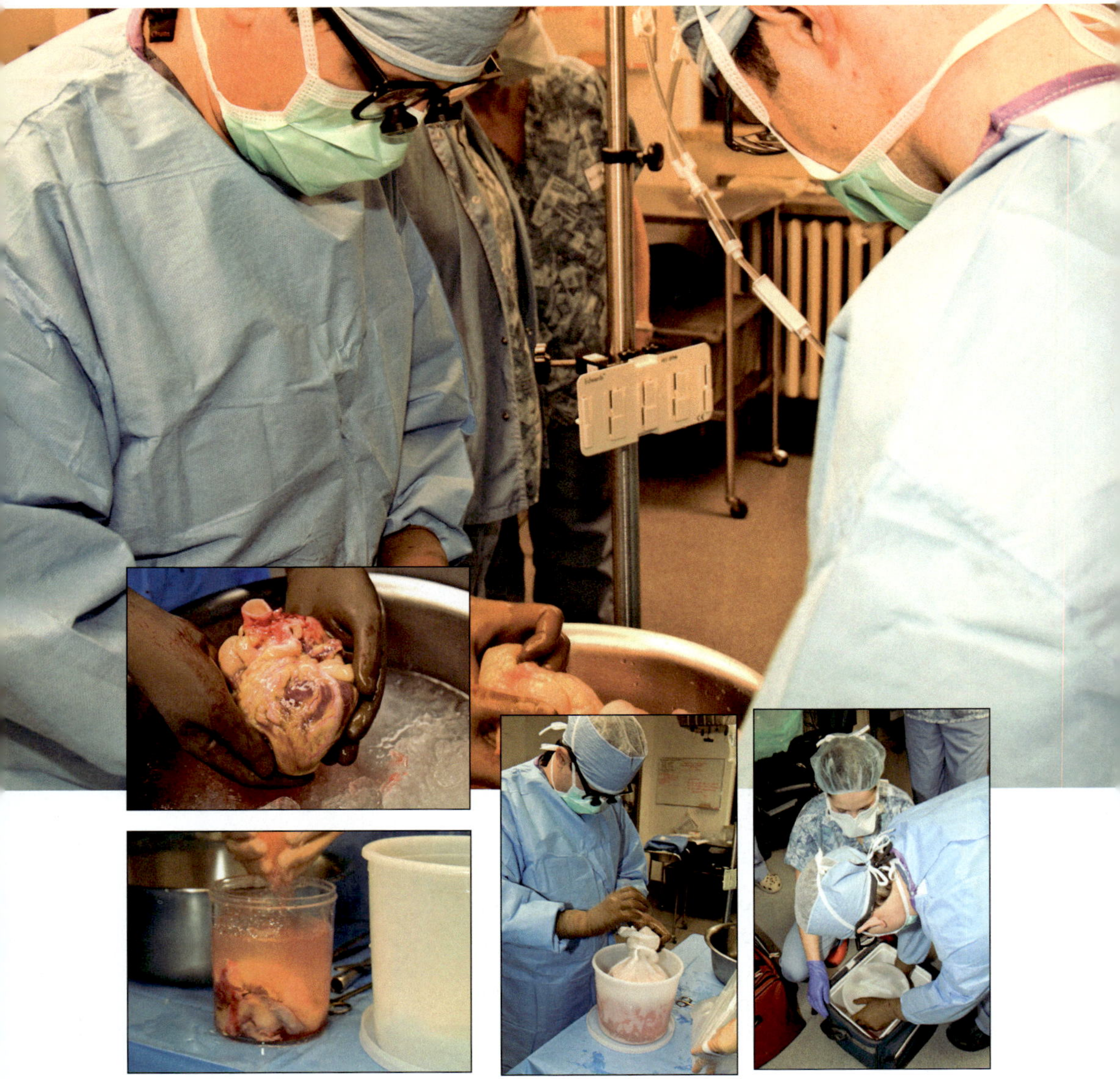

Préparation du cœur, emballage et transport.

Questions

Qu'est-ce que Québec-Transplant ?

Au Québec, Québec-Transplant est l'organisme responsable de toutes les activités liées au don d'organe. Il assure la promotion du don dans le grand public. Son personnel joue un grand rôle dans l'identification des donneurs et coordonne le prélèvement ainsi que la distribution des organes pour la greffe. Québec-Transplant possède des bureaux à Montréal et à Québec, et plusieurs coordonnateurs travaillent dans les plus grands hôpitaux du Québec.

Qu'est-ce que le diagnostic de mort cérébrale ou de décès neurologique ?

La mort cérébrale est une entité reconnue par la loi, tout comme l'est le diagnostic de décès après arrêt cardiaque. La mort cérébrale, ou décès neurologique, est un diagnostic clinique basé sur l'examen du donneur potentiel, qui doit être établi et confirmé par deux médecins compétents en ce domaine (médecins experts en soins intensifs, neurologues ou neurochirurgiens). Dans ce cas, la personne est inconsciente, dans le coma, et ne présente aucun des réflexes normaux du tronc cérébral, dont le réflexe respiratoire. Si le médecin débranche le respirateur, il n'y aura aucune respiration spontanée, le taux d'oxygène dans le sang s'abaissera jusqu'à causer l'arrêt du cœur quelques minutes plus tard.

La personne est donc maintenue en vie grâce à un respirateur artificiel qui permet d'oxygéner le sang et de maintenir en vie les organes périphériques. Le cerveau ne fonctionne plus, l'atteinte est irréversible et les organes périphériques sont soutenus de façon artificielle. Toutefois, le cœur, les poumons, les reins et le foie demeurent vivants et peuvent être utilisés pour la greffe d'organe.

Seule une lésion grave au cerveau peut causer la mort cérébrale. En général, cette lésion est causée par les accidents vasculaires cérébraux liés à une hémorragie ou à une thrombose, de graves traumatismes crâniens après un accident de la route ou une chute, l'anoxie cérébrale (manque d'oxygène au cerveau) après un arrêt cardiaque, une noyade, une intoxication ou certaines tumeurs au cerveau.

Le cerveau est responsable de l'éveil et régit nos interactions avec le monde. Lorsque cet organe est endommagé, il perd une partie ou toutes ses fonctions de façon temporaire ou permanente. Si l'atteinte est sévère, les fonctions du cerveau sont perdues à jamais.

Répartition des réponses

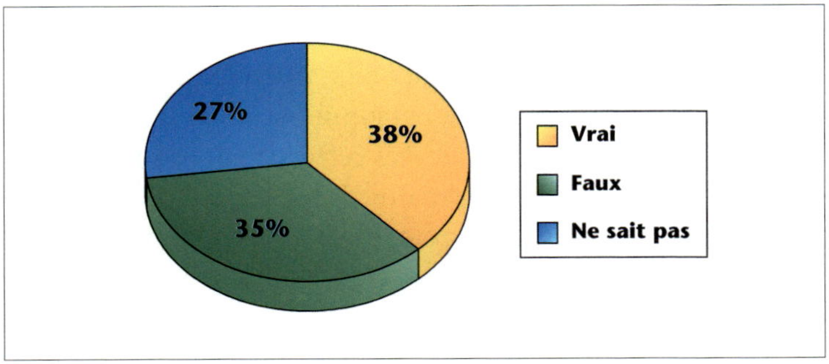

Sondage de Québec-Transplant auprès de 500 répondants de la région de Montréal en juillet 2008 en réponse à la question suivante : « Les dons d'organes après le décès ne sont effectués que sur des personnes chez qui on a constaté une mort cérébrale. »

On constate que seulement un Montréalais sur trois sait que les dons d'organes après le décès ne sont effectués que sur des personnes chez qui on a constaté une mort cérébrale.

Peut-on utiliser les organes pour transplantation après la mort cardiaque ?

Lorsque le cœur cesse de battre, il y a officiellement reconnaissance (de façon légale) de la mort (tout comme dans le cas décrit ci haut de la mort dite cérébrale). Le cœur cesse de battre et les organes vitaux cessent de recevoir le sang oxygéné et arrêtent de fonctionner. Ici, le don d'organes, particulièrement pour les reins et le foie, est possible après l'arrêt du cœur. Cette option est appelée « don d'organes après arrêt cardiovasculaire ». Cette méthode est utilisée au Québec sous la forme d'un projet pilote, mais l'Ontario et les États-Unis ont une bonne longueur d'avance avec cette approche.

Dans les cas où une décision, prise par la famille, vise à cesser les manœuvres de support (surtout le respirateur) chez une personne dont l'atteinte neurologique est dite sévère et qui a un mauvais potentiel de récupération fonctionnelle, on peut envisager le don d'organe dans le cadre d'un protocole strict de donation. Pour ceux qui s'intéressent davantage à cette question, le Conseil canadien pour le don et la transplantation a produit un rapport et des recommandations à ce sujet en 2005. Ce protocole s'adresse aux prélèvements des reins et du foie.

À ce jour, le don du cœur est exclu de ces protocoles, car il faudrait réanimer le cœur plusieurs minutes après l'arrêt avec des lésions ischémiques potentiellement sérieuses au muscle, du moins chez l'adulte. Toutefois, cette approche a été réalisée avec succès chez trois enfants, tel que l'a rapporté la revue *New England Journal of Medicine* en 2008, non sans provoquer un débat éthique sérieux sur la définition de la mort après arrêt cardiaque où le cœur est réanimé et utilisé à des fins de transplantation. Il y a donc ici un débat éthique et social à venir.

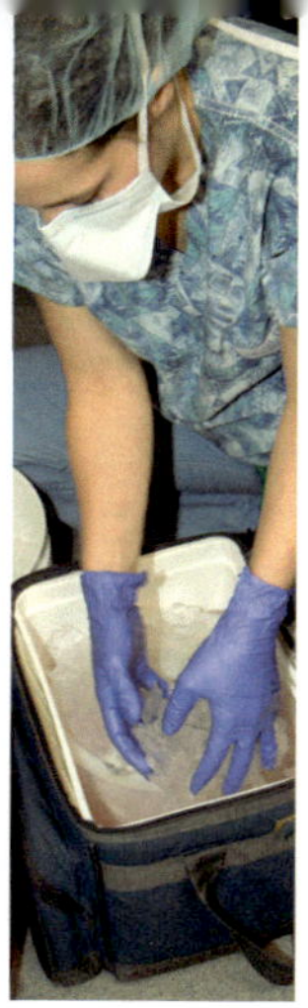

Chapitre 4

Qui sont ces receveurs de cœur ?

Les personnes qui se font proposer une transplantation cardiaque par leur médecin sont en général atteintes d'une maladie du muscle cardiaque appelée cardiomyopathie. Cette maladie est causée par le blocage des artères coronaires (cardiomyopathie ischémique) faisant suite ou non à un infarctus du myocarde. Ici, le blocage des artères a causé de façon aiguë (subite) ou chronique (sur plusieurs années) une perte de la fonction du muscle cardiaque, qui devient faible. Le ventricule gauche est alors incapable d'éjecter suffisamment de sang pour assurer une circulation périphérique normale. De plus, le blocage occasionne une congestion des poumons, ce qui cause, chez la personne atteinte, une sensation d'essoufflement (dyspnée) au moindre effort et même au repos. Cette sensation d'essoufflement est le principal symptôme dont se plaignent les patients.

Dans près de la moitié des cas, les artères coronaires (artères du cœur) sont normales et nous ignorons la cause exacte du problème. Malheureusement, la personne éprouve cette faiblesse sévère du muscle cardiaque. Le muscle devient faible et le cœur, avec ses deux ventricules, se dilate ; il devient nettement plus gros. Parfois, il s'agit d'une myocardite virale, telle que décrite dans le cas de Myriam au premier chapitre. Plus rarement, il s'agit d'adultes ayant souffert en bas âge d'une anomalie congénitale et qui présentent maintenant une faiblesse sévère du cœur, causée ou exacerbée par l'anomalie congénitale.

Les personnes pour lesquelles on envisage une greffe du cœur doivent subir toute une batterie de tests sanguins et d'examens spéciaux. Les résultats sont analysés sous tous les angles possibles. En fin de compte, on dit toujours que la greffe ne sera envisagée que si le médecin spécialiste en greffe croit que les chances de survie sans intervention médicale sont d'une année ou moins.

Quand peut-on procéder ?

En fait, il faut bien reconnaître que la transplantation du cœur n'est offerte que lorsque toutes les autres formes de traitement se sont avérées un échec ou sont inapplicables chez la personne atteinte. Avant de considérer la transplantation, les médecins envisagent d'abord les traitements suivants : un traitement médical à l'aide d'une combinaison de médicaments, une opération de pontage des artères coronaires ou une opération des valves cardiaques, la correction d'une anomalie congénitale ou une resynchronisation du rythme ventriculaire par l'implantation d'un stimulateur cardiaque (pacemaker).

Très souvent, l'une ou l'autre de ces approches peut grandement soulager la personne, ce qui lui évite d'avoir recours à la greffe.

Lorsque la personne est affectée par la maladie à un point tel qu'elle présente des symptômes sévères (sensation d'essoufflement au repos ou à l'effort léger) causés par une diminution grave de la fonction du cœur, les médecins vont envisager la greffe ou l'une des solutions décrites précédemment. Bien entendu, il faut penser à une maladie des poumons ou d'un autre organe et éliminer ces diagnostics avant d'évaluer la possibilité d'une transplantation cardiaque.

L'âge de la personne ne constitue pas un critère de sélection pour les receveurs, mais les personnes âgées ont souvent plusieurs problèmes de santé à la fois. On évalue donc minutieusement leur état de santé afin de s'assurer de l'absence de facteurs qui pourraient diminuer les chances de succès d'une greffe.

Lorsque toutes les solutions de traitement ont été rejetées et que la greffe est envisagée, il faut déterminer si cette option a de bonnes chances de réussir. La personne ne doit pas souffrir d'infection active (telle qu'une infection pulmonaire ou une hépatite), elle doit démontrer une fonction normale des reins et ne doit pas avoir été traitée pour un cancer au cours des cinq dernières années. Il faut souligner que certains cancers peuvent être considérés comme guéris après ce temps, mais chacun des cas doit être évalué individuellement.

Lorsque les conditions décrites précédemment sont toutes respectées, les médecins s'assurent, à l'aide d'une batterie de tests, de l'absence d'infection systémique principalement virale, soit l'hépatite ou le VIH. L'utilisation de médicaments après la greffe va diminuer les défenses de l'organisme et pourrait être fatale. Il faut également rechercher la présence de tumeurs bénignes ou malignes au poumon, à l'abdomen, incluant l'intestin (colon), et aux seins chez la femme. Encore une fois, la présence d'un cancer nécessite en soi un traitement particulier et cela contre-indique la greffe.

De plus, il faut déterminer le niveau de pression dans l'artère pulmonaire afin de s'assurer que le nouveau cœur transplanté sera en mesure d'assurer la circulation pulmonaire immédiatement après la chirurgie de transplantation. Dans certains cas où la pression de l'artère pulmonaire est trop élevée, il faut envisager un traitement médical au préalable afin de l'abaisser. S'il devient impossible d'abaisser cette pression dans le poumon, il peut s'avérer nécessaire de procéder à une greffe du cœur et des deux poumons ou à l'implantation d'un soutien mécanique prolongé du cœur (cœur artificiel).

Une évaluation psychologique et sociale est également effectuée par un psychiatre et un travailleur social. L'évaluation consiste à s'assurer que la personne est non seulement physiquement apte à subir une telle opération, mais qu'elle est aussi prête psychologiquement à se soumettre au traitement qui suivra la greffe du cœur (voir le chapitre 10 portant sur les aspects psychologiques de la transplantation cardiaque).

Quand va-t-on procéder ?

Qui n'a pas entendu parler des listes d'attente dans notre système de santé ? Les médias en discutent abondamment et nous le vivons tous lorsque nous tentons d'obtenir un service médical. Par contre, il s'agit ici d'une véritable attente puisque le don d'organes est un geste d'altruisme qui ne peut être programmé à l'avance. La disponibilité d'un organe pour transplantation est un événement imprévisible ; il faut s'y adapter.

Le donneur doit posséder un groupe sanguin et des résultats de tests immunologiques compatibles avec le receveur en plus de posséder des caractéristiques de poids et de taille semblables. Les receveurs sont classés en fonction du degré d'urgence, ceux dont la survie est incertaine à court terme sont greffés en priorité. La durée d'attente moyenne pour une transplantation cardiaque au Québec était de 200 jours en 2007, selon Québec-Transplant. Il faut se souvenir que, malgré tous nos soins, quelques personnes décèdent alors qu'elles sont en attente d'une transplantation, faute d'un donneur compatible. Québec-Transplant nous indique que cela fut le cas pour cinq personnes en attente d'une greffe en 2007, au Québec.

Ces personnes en attente sont astreintes à de fréquentes visites en consultation externe dans l'unité de transplantation où les médecins et les infirmières responsables ajustent les médicaments en fonction de leur état. Les receveurs en attente doivent être disponibles pour se rendre à l'hôpital rapidement si on trouve un donneur. Cette réalité oblige certaines personnes à déménager et à se loger près des grands centres qui offrent la greffe (Montréal et Québec) tout au long de la période d'attente, ainsi que pendant les premiers mois suivant la transplantation.

Enfin, pour la plupart, le téléphone sonnera un beau jour et l'infirmière de transplantation annoncera la nouvelle. « Madame Tremblay, nous avons trouvé un cœur pour vous et il faut venir rapidement à l'hôpital pour l'opération. » Le formidable voyage de la greffe ne fait alors que commencer !

Questions

Comment mesure-t-on la fonction du cœur et en particulier celle du ventricule gauche ?

On mesure par différentes méthodes la fonction du muscle ventriculaire gauche, celui qui propulse le sang du cœur en périphérie (au cerveau, aux membres et aux organes de l'abdomen). Ces méthodes vont de la ventriculographie isotopique en médecine nucléaire à l'échocardiographie ou à la résonance magnétique. Toutes ces méthodes sont non invasives et imagent le contenu du ventricule gauche afin d'en quantifier les changements de volume lors des battements du cœur. En général, à chacun des battements cardiaques, le ventricule gauche de votre cœur éjecte 60 % du sang qu'il contient. Les médecins parlent de diminution sévère de la fonction du cœur lorsque le volume de sang éjecté diminue sous les 20 %.

Comment mesure-t-on l'importance des symptômes d'essoufflement ?

Le médecin questionne la personne afin de déterminer sa capacité à exécuter des activités quotidiennes ; par exemple, monter un escalier, marcher un coin de rue et faire sa toilette de base. La capacité de la personne est notée de 1 à 4, selon une classification appelée New York Heart Association Classes. La classe 1 fait référence à une maladie peu sévère où la personne est capable d'effectuer des efforts sans être trop à bout de souffle, tandis que la classe 4 dénote des symptômes sévères de sensation d'essoufflement au repos ou à l'effort léger.

Mais il y a mieux ! L'évolution technologique nous a apporté un nouvel outil permettant de mesurer la capacité de la personne à consommer l'oxygène inhalé. Ce test est appelé la mesure du $V0_2$ max. Une consommation d'oxygène inférieure à 12 mL/kg/min est un signe de mauvais pronostic vital à court terme pour la personne. La capacité du cœur à propulser du sang oxygéné aux organes vitaux est trop faible. Ici, la personne ressent constamment une grande sensation de fatigue et est à bout de souffle au moindre effort et même au repos.

Cette sensation de manque d'air provient dans ces cas non d'une maladie des poumons, mais d'une faiblesse grave de la fonction du cœur causant un engorgement de sang dans les poumons. Ces derniers ne peuvent plus effectuer les échanges gazeux et il y a alors ce que les personnes appellent communément « de l'eau dans les poumons » !

Quelles sont les solutions de rechange à la greffe cardiaque ?

Il faut comprendre que la transplantation cardiaque est le traitement ultime et le dernier recours en cardiologie moderne. Il y a peu de donneurs d'organes, en particulier de cœurs, et on ne peut pas y inscrire tous les patients qui en auraient peut-être besoin. C'est pourquoi on envisage, dans une première étape, les options suivantes : le traitement médical à l'aide d'une combinaison de médicaments spécialisés, une chirurgie de pontage des artères coronaires, une chirurgie de remplacement ou de réparation des valves cardiaques, une chirurgie de réparation du ventricule gauche (appelé remodelage ventriculaire) ou la correction d'une anomalie congénitale. Souvent, le succès de ces interventions permet aux personnes de retrouver une qualité de vie très appréciable.

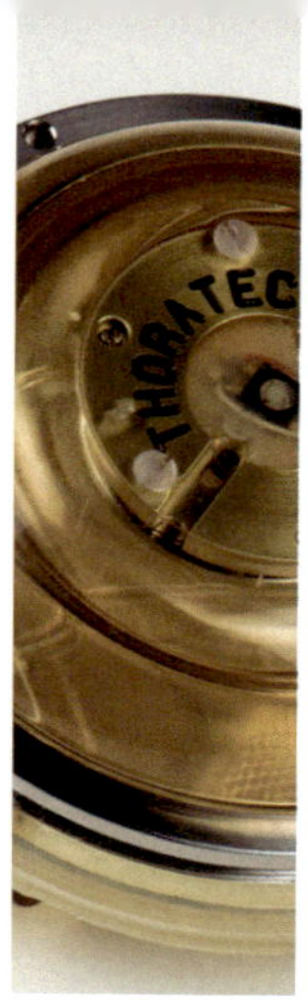

Chapitre 5

Quand on ne peut attendre !

Comme indiqué au chapitre précédent, au Québec le temps d'attente pour un nouveau cœur est en moyenne de 200 jours. Toutefois, le cœur peut défaillir subitement et ainsi causer la mort très brutalement. Que faire quand tout va trop vite ?

Les médecins connaissent bien les traitements composés de médicaments puissants administrés de façon intraveineuse et qui ont pour but de stimuler le cœur et d'améliorer temporairement sa fonction. Chez certaines personnes, l'utilisation de ces médicaments pendant quelques jours permet de stabiliser l'état général de santé et d'attendre un donneur compatible pour la greffe.

Toutefois, si l'état de la personne ne peut être stabilisé et que la fonction du cœur continue de se détériorer, la seule solution demeure l'utilisation d'un soutien mécanique pour le cœur. Pour cela, il y a plusieurs façons de procéder. Nous irons du plus simple au plus complexe.

Le ballon intra-aortique

Le ballon intra-aortique est généralement le premier appareil qu'on utilise. Il s'agit d'un petit cathéter que l'on glisse dans l'artère fémorale, au niveau de l'aine. Ce cathéter contient un ballonnet à son extrémité distale, qui se gonfle et se dégonfle en alternance avec la contraction du cœur. Il augmente la quantité de sang affluant dans les artères coronaires et diminue légèrement le travail du cœur. Ce cathéter est particulièrement efficace chez les personnes souffrant de blocages des artères coronaires. La personne peut attendre quelques jours avec ce cathéter en place. Par contre, il faut l'enlever au moment de la transplantation ou le remplacer par autre chose si l'attente est trop longue, puisque la personne, immobilisée au lit, risque de développer une infection ou de subir une complication vasculaire à la jambe où le cathéter est implanté.

L'appareil cœur-poumon

La première machine cœur-poumon a été développée au cours des années 1950 par le Dr Gibbon en collaboration avec Thomas Watson, ingénieur et président d'IBM. Cet appareil de circulation extracorporelle permettant d'oxygéner le sang dans un circuit à l'extérieur du corps fut au centre du développement fulgurant de la chirurgie cardiaque. Aujourd'hui, ces appareils sont d'usage quotidien dans tous les centres de chirurgie cardiaque. Ils permettent aux chirurgiens de procéder à des pontages coronariens, de réparer ou de remplacer des valves, de corriger des anomalies congénitales et même de greffer de nouveaux cœurs.

On utilise aussi l'appareil cœur-poumon lorsque la personne que l'on veut sauver est en grande difficulté et risque fort l'arrêt cardiaque. Lorsque le temps manque, on implante rapidement cet appareil pour qu'il prenne en charge la circulation et l'oxygénation du corps. Toutefois, ce faisant, l'appareil cause des dommages aux globules rouges lorsqu'il demeure en place pendant plus de quelques heures ou quelques jours. Là encore, il faut une solution de rechange à court terme : un donneur ou un cœur mécanique.

Le cœur mécanique

Depuis une trentaine d'années, les chirurgiens cardiaques ont tenté de remplacer la fonction du cœur par une machine quelconque, habituellement sous la forme d'une pompe, puisque c'est essentiellement la fonction physique du cœur. Oublions ici toutes les fonctions amoureuses et spirituelles qui lui sont attribuées !

C'est en 1982 que le Dr William DeVries implantait pour la première fois un cœur artificiel total appelé Jarvik. Le fonctionnement de cet appareil nécessitait l'enlèvement des deux ventricules du cœur et le remplacement par deux pompes à air comprimé pulsatiles. Le Dr DeVries a implanté l'appareil chez quatre patients qui ont survécu pendant quelques mois. Le Dr Jack Copeland, pour sa part, a utilisé le Jarvik pour la première fois en 1985, comme pont vers la transplantation. L'appareil a soutenu son patient, Mike Drummond, pendant quelques jours avant d'être remplacé avec succès par un cœur greffé. Cela lançait l'ère du cœur artificiel comme pont vers la transplantation.

Aujourd'hui, on peut utiliser une panoplie d'appareils qui soutiennent le cœur de quelques jours à quelques mois pour les patients en attente d'une greffe. Mentionnons le CardioWest®, qui est essentiellement le cœur Jarvik des années 1980, le Thoratec®, un système d'assistance du ventricule gauche et droit de type pneumatique, le HeartMate® et enfin le Novacor®, deux appareils électromécaniques. Le terme « pneumatique » signifie ici que de l'air comprimé, injecté dans une cage rigide, fait bouger une membrane flexible de polyuréthane qui évacue le sang de l'appareil. Quant aux systèmes électromécaniques, ils génèrent de façon électrique le mouvement d'une plaque ou d'un rotor.

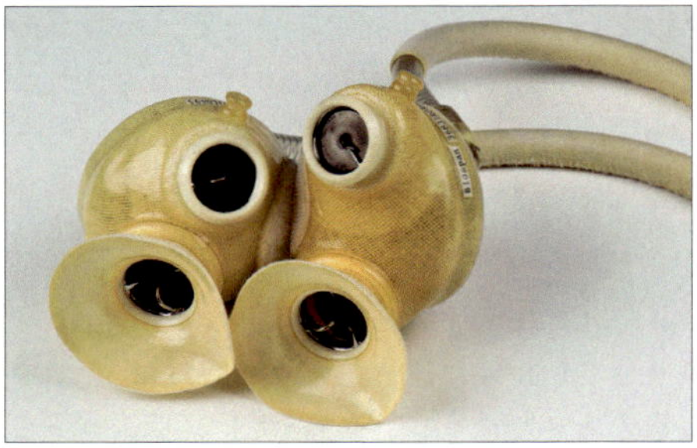

CardioWest®

Thoratec®

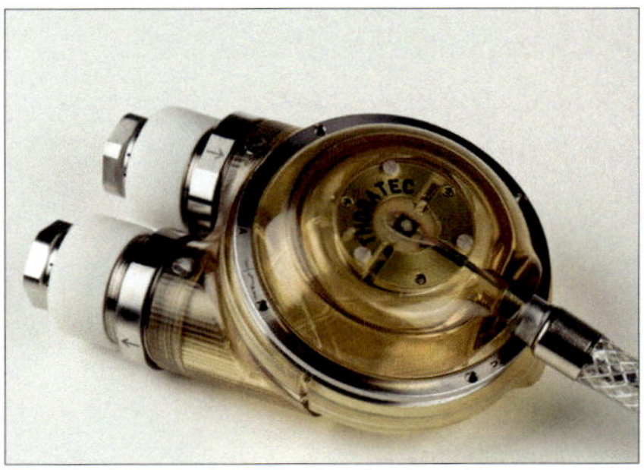

Novacor®

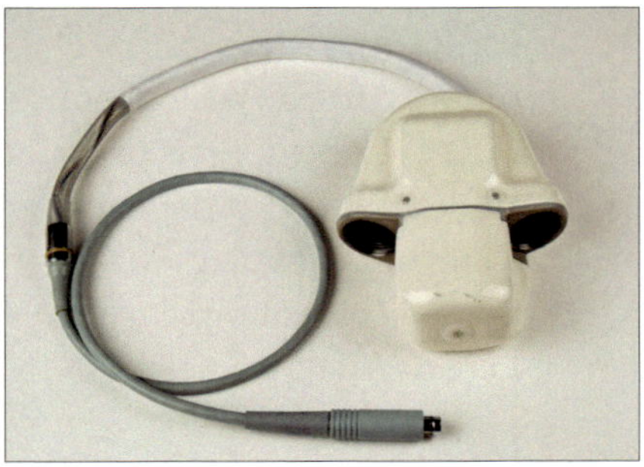

Tous ces appareils ont été employés avec succès lorsqu'ils étaient implantés dans le but de soutenir le cœur dans l'attente d'un donneur compatible. Il faut toutefois ajouter que tous n'aboutissent pas à un dénouement heureux. En effet, l'utilisation de ces appareils permet de sauver environ les deux tiers des personnes, qui sont alors transplantées avec succès. Malheureusement, les autres décèdent de complications hémorragiques (saignements causés par les anticoagulants) ou thrombotiques (embolies causées par la formation de caillots sanguins dans l'appareil). Ces dispositifs ne sont pas sans danger et on ne les utilise qu'en dernier recours.

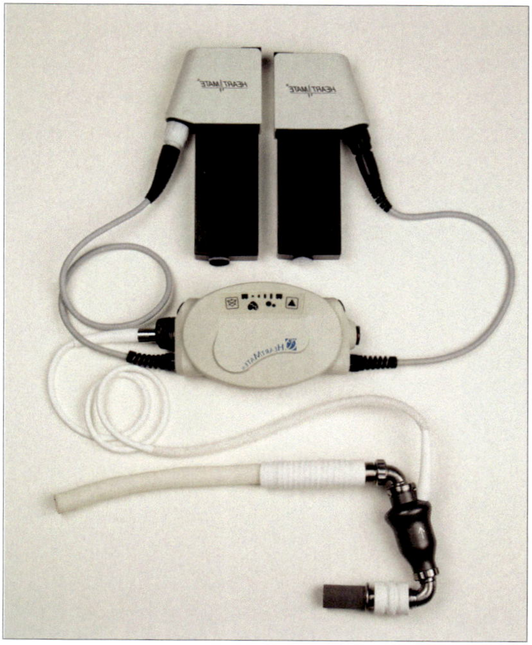

HeartMate II®

Y a-t-il du nouveau ?

Comme la fonction du cœur est essentiellement celle d'une pompe, plusieurs chercheurs ont tenté et tentent toujours de trouver une solution permanente qui éviterait d'avoir recours à la greffe. Le plus récent développement en ce sens est la pompe HeartMate II®, une pompe à flot axial où le flot de sang est propulsé par un rotor et des pales miniatures. Elle est plus petite que les autres pompes, moins gourmande en énergie, donc plus économique et moins complexe sur le plan technique. Elle pourrait aussi donner de meilleurs résultats que toutes celles qui ont été utilisées à ce jour. Elle est actuellement utilisée pour les patients en attente d'une transplantation, mais l'usage permanent d'un tel appareil pourrait devenir une possibilité. La recherche se penche actuellement sur cette question. Toutefois, il faudra encore quelques années d'études avant d'envisager l'usage permanent du HeartMate II®.

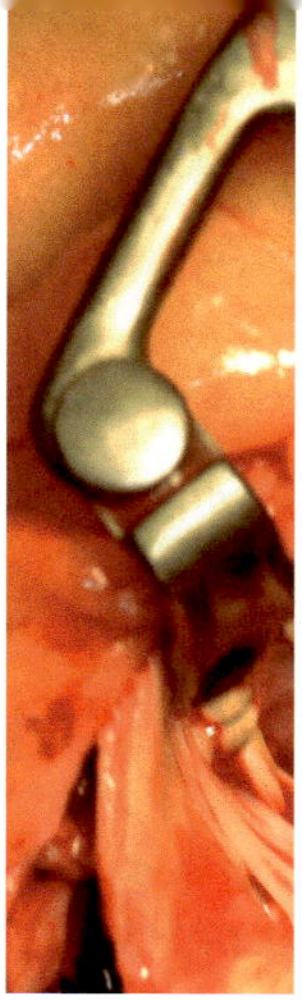

Chapitre 6

L'opération

La technique opératoire, telle qu'utilisée par les chirurgiens, a bien peu changé depuis sa description originale par le Dr Norman Shumway en 1960. Le principal concept de la technique consiste à préserver la base de l'oreillette gauche qui reçoit le retour veineux pulmonaire chez le receveur. Cela permet une anastomose (ligne de suture unissant les deux structures) entre les deux oreillettes gauches, soit celle du receveur et celle du donneur, sans tension et de grand calibre. Dans la technique classique (celle du Dr Shumway), on conserve l'oreillette droite ou alors, dans la technique dite bi-cave, on l'enlève ou on la résèque en effectuant des anastomoses (sutures des cœurs donneurs aux receveurs) au niveau de la veine cave supérieure et inférieure (voir en page 56).

Les deux oreillettes forment la base du cœur et reçoivent le sang de tout le corps à droite et des poumons à gauche. Les deux oreillettes sont essentiellement sauvegardées et on greffe les deux ventricules du cœur où se trouve sa principale masse musculaire. On conserve donc une bonne partie du cœur d'origine du receveur.

L'opération de greffe dure environ trois heures, dépendant de la qualité du cœur que l'on greffe et des délais en salle d'opération lors du prélèvement. La majorité des donneurs sont de type multi-organes, c'est-à-dire que l'on prélève sur eux plusieurs organes, dont le cœur, les poumons, les reins, le foie et le pancréas. Il y a donc plusieurs équipes de prélèvement ; cela explique les retards que l'on connaît souvent.

Technique : le donneur

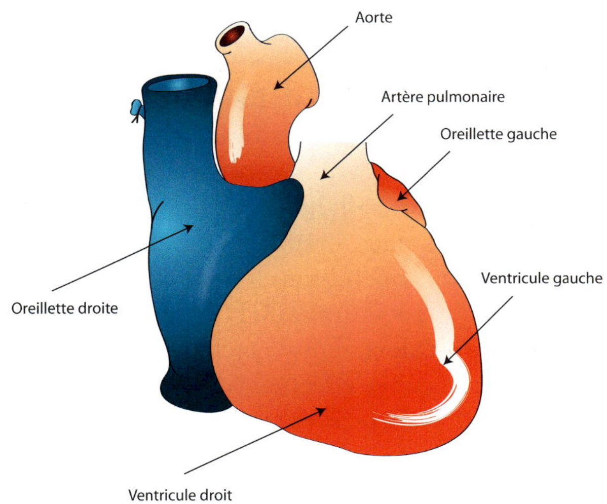

Toutefois, l’équipe qui réalise l’opération de la greffe elle-même se prépare pendant que l’équipe de prélèvement est au travail au site du donneur. Il y a donc deux équipes à l’œuvre, l’une travaillant auprès du receveur et l’autre auprès du donneur. La coordination des deux opérations est très importante. Quand le cœur du donneur arrive sur place, l’équipe du receveur a déjà commencé l’opération et elle est prête à commencer les lignes de sutures qui joignent le cœur du donneur à la base du cœur du receveur, base laissée en place (les oreillettes).

Technique orthotopique standard de Shumway
Le coeur du receveur a été enlevé

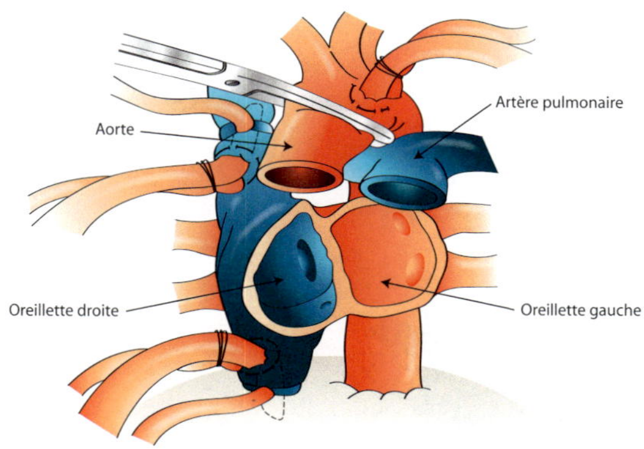

Après l’opération, le receveur est hospitalisé à l’unité des soins intensifs pendant quelques jours et, par la suite, à l’étage de chirurgie ou de transplantation pour une durée variant entre deux et trois semaines. Ce temps est nécessaire afin de stabiliser la condition générale de santé du greffé avant d’envisager un retour à domicile et un suivi en consultation externe.

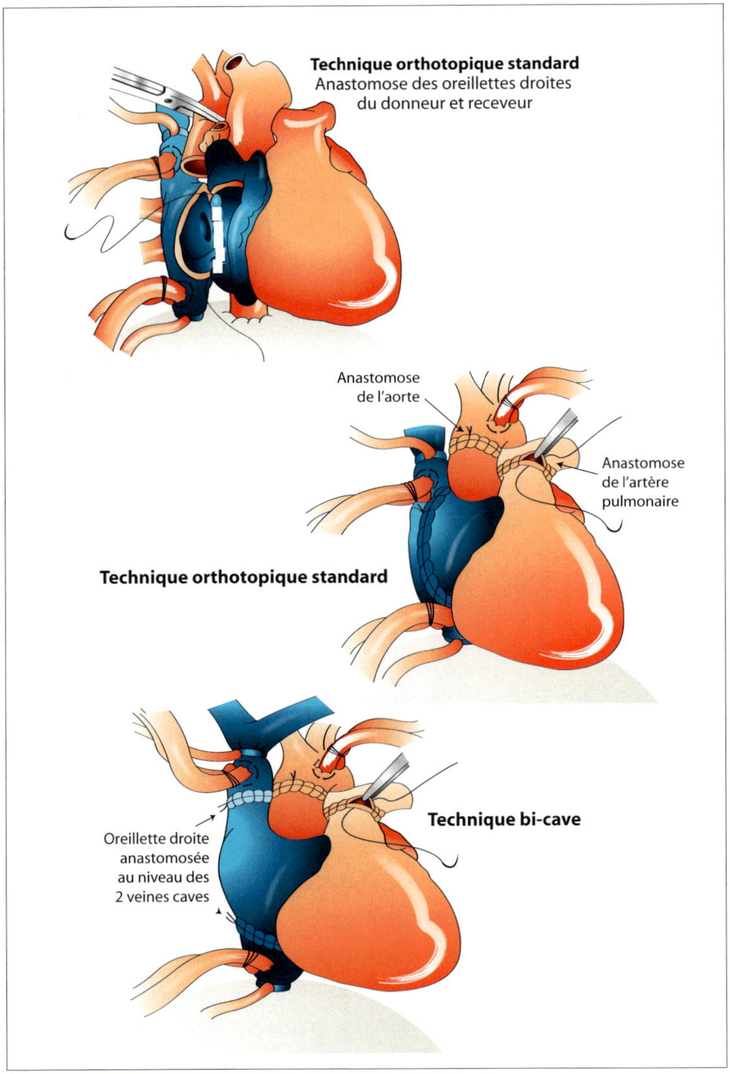
Technique orthotopique standard
Anastomose des oreillettes droites
du donneur et receveur
Anastomose
de l'aorte
Anastomose
de l'artère
pulmonaire
Technique orthotopique standard
Technique bi-cave
Oreillette droite
anastomosée
au niveau des
2 veines caves

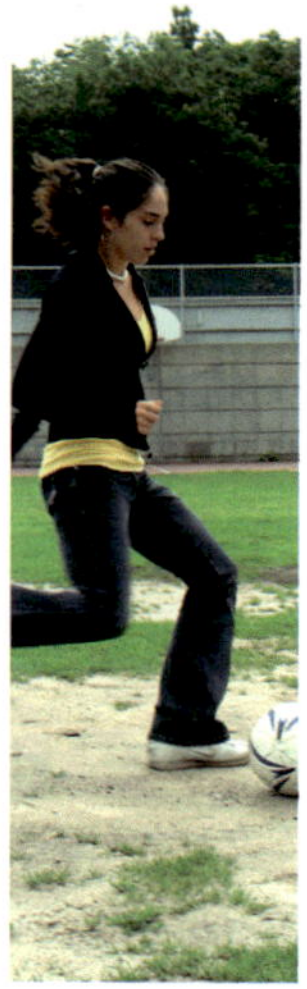

Chapitre 7

Et après, doc ? La vie pour longtemps et un traitement pour toujours !

Au début

La transplantation cardiaque est une opération sérieuse et la période de convalescence est longue. En fait, il faut récupérer d'une longue maladie qui a eu des effets sur tout le corps et, de plus, il faut se relever d'une opération majeure. Ainsi, après l'opération, la personne sera hospitalisée de deux à trois semaines, dépendant de l'évolution de chacun.

Immédiatement après l'opération, on administre de nouveaux médicaments, certains ayant pour but de prévenir le rejet aigu et d'autres ayant comme fonction de prévenir les infections ou des complications à long terme. On effectue fréquemment des ajustements dans le dosage. De plus, les médecins pratiquent alors les premières biopsies du cœur.

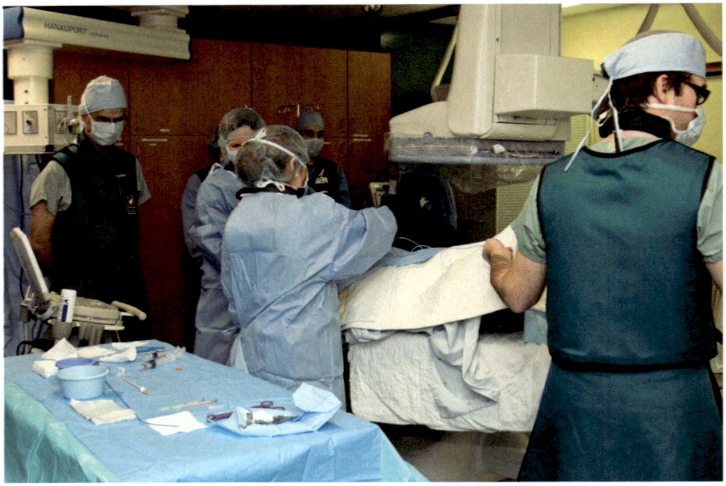

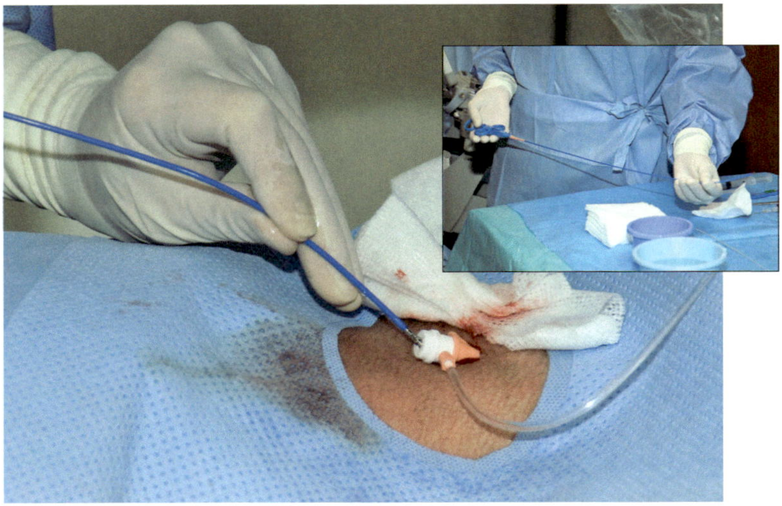

Équipe médicale procédant à une biopsie du cœur greffé afin de déterminer la présence ou non de rejet aigu.

Celles-ci servent à déterminer la présence ou l'absence de rejet aigu après la transplantation. Les résultats de ces biopsies sont très importants et servent à dicter les changements à apporter au type et au dosage des médicaments.

Enfin, les premiers pas de marche et, par la suite, l'exercice à la bicyclette stationnaire commencent dans les trois ou quatre premiers jours qui suivent la greffe. Les forces du greffé reviennent graduellement. Les améliorations les plus tangibles que l'on constate chez les patients concernent la capacité de respirer librement et de ne pas se sentir constamment à bout de souffle. Quel soulagement incomparable ! Quelle victoire pour eux ! Et pour l'équipe !

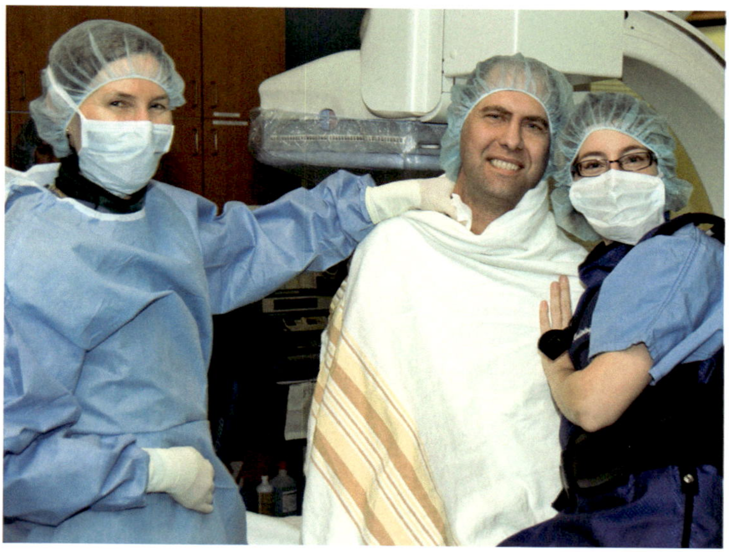

Le médecin, l'infirmière et leur patient immédiatement après la biopsie.

En bref, les nouveaux médicaments

La cyclosporine et le tacrolimus, deux médicaments ayant des effets assez semblables pour prévenir le rejet aigu des organes transplantés, forment encore aujourd'hui la base de tous nos régimes de médicaments contre ce rejet. En général, les médecins utilisent une combinaison de deux ou trois médicaments, soit le tacrolimus (ou la cyclosporine) associé à la prednisone et au mycophenolate mofetil (communément appelé MMF), en réduisant le plus possible les doses afin de diminuer les effets secondaires.

Un médicament pour prévenir les infections virales à CMV (cytomégalovirus, virus commun chez les patients greffés) est fréquemment administré pendant quelques semaines après la greffe. Le médicament le plus fréquemment administré dans ce cas s'appelle le ganciclovir, mais il est possible d'en utiliser un autre faisant partie de la même famille. Le virus du CMV peut occasionner des infections difficiles à traiter chez les personnes ayant bénéficié d'une greffe d'organe. Ici plus que jamais, il vaut mieux prévenir que guérir.

Enfin, tous les patients greffés du cœur reçoivent maintenant un médicament faisant partie de la classe des inhibiteurs de l'enzyme HMG-CoA (3-hydroxy-3-methylglutaryl-coenzyme A), dont le rôle consiste à abaisser considérablement les niveaux de cholestérol après la greffe. Qu'il s'agisse du pravastatin (Pravachol®), du simvastatin (Zocor®) ou de l'atorvastatin (Lipitor®, Atolip®, etc.) ces médicaments doivent tous être administrés avec grande prudence. En combinaison avec la cyclosporine (médicament antirejet), un médicament inhibiteur de l'enzyme HMG-CoA peut rapidement devenir toxique ; c'est pourquoi un spécialiste doit surveiller de près l'administration d'un tel médicament.

Après quelques mois

Au fil du temps, la personne greffée récupère lentement. D'abord, les plaies et les cicatrices chirurgicales guérissent. Ensuite, elle reprend ses activités physiques et doit poursuivre avec sérieux son programme d'exercices ainsi que sa diète. Pas question de reprendre trop de poids et de perdre la forme. Pas question non plus de renouer avec la cigarette. De plus, on pratique les biopsies du cœur à des intervalles moins fréquents qu'au début de la convalescence. C'est aussi le cas des visites en consultation externe pour des prises de sang et des examens physiques. Le corps retrouve lentement un équilibre qui avait été rompu par la maladie.

Les médecins diminuent graduellement les doses des agents immunosuppresseurs (antirejet) pour cesser parfois l'administration de l'un d'eux, surtout la prednisone. Ce dernier peut causer, à long terme, des complications osseuses (ostéoporose) difficiles à traiter. Dans la mesure du possible, on sèvre lentement la personne de la prednisone au cours des mois suivant la greffe.

Après quelques années

Attention, on ne joue pas avec ses médicaments ! En aucun temps, un greffé ne doit cesser de prendre ses médicaments antirejet, sous peine de voir revenir au galop les cellules destructrices vers le nouveau cœur. Ce serait alors le rejet aigu à nouveau. Ces médicaments font partie intégrante de la vie de tout receveur d'organe. Seul un médecin spécialiste en la matière peut diminuer le dosage selon la tolérance de la personne.

En général, 90 % des personnes greffées du cœur survivent une première année après l'opération, tandis que la survie moyenne est d'environ 15 années. Donc, plus de la moitié des personnes greffées du cœur survivront 15 années et plus. Ce n'est pas si mal si l'on considère que l'indication de procéder à la greffe est basée sur le jugement du médecin qui détermine que la personne ne survivra pas une année complète sans sa greffe. Mais on peut toujours se tromper, cela est aussi vrai pour le médecin !

Les greffés du cœur peuvent donc reprendre assez rapidement une vie relativement normale ainsi qu'un travail ou une activité quotidienne, selon la tolérance de chacun. Plusieurs retournent au travail, occupent leur ancien poste, alors que d'autres recherchent un nouvel emploi plus approprié. Certains s'accordent même une retraite bien méritée. La vie n'est cependant pas plus simple.

Les grands dangers qui nous guettent : mieux vaut prévenir que guérir

Trois grands dangers guettent à long terme les patients greffés du cœur. D'abord, le développement d'un cancer est le premier danger puisque les personnes greffées sont généralement âgées de 50 ans et plus lors de la greffe. Elles entrent donc dans une période de la vie où le risque de cancer est plus fréquent. De plus, les médicaments antirejet ont comme propriété de diminuer les défenses de l'organisme. Il faut donc être prudent et éviter de fumer afin de prévenir le cancer du poumon, tout en subissant régulièrement des examens gynécologiques ou prostatiques afin de détecter précocement certains signes et symptômes avant-coureurs.

Ensuite, les artères coronaires du nouveau cœur ont tendance à se rétrécir de façon diffuse avec le temps. C'est la fameuse « maladie du greffon », le deuxième grand danger lié à la transplantation cardiaque. Des blocages peuvent se développer, entraînant une perte de la fonction du cœur. Retour à la case départ. C'est pourquoi il faut prévenir au lieu de guérir. Afin de prévenir cette maladie du greffon, on ne fume pas, on garde un poids stable et, si possible, près des normes, on pratique des activités sportives ou des programmes d'exercice. On s'astreint à la prise quotidienne des médicaments recommandés par le médecin qui diminuent de façon marquée les niveaux sanguins de cholestérol dans le sang, ces inhibiteurs de l'enzyme HMG-CoA réductase. Ici, il faut miser sur la prévention. On tente parfois avec succès la chirurgie de pontage ou une dilatation par ballon, mais dans la majorité des cas, la maladie du greffon est diffuse et on ne peut offrir d'autre solution qu'une nouvelle greffe.

Le troisième danger est la détérioration de la fonction des reins, à cause d'une prise à long terme de cyclosporine (médicament antirejet). Ce médicament a un effet toxique certain sur les reins ; il diminue leur fonction et peut provoquer une insuffisance rénale chronique. Les médecins utilisent maintenant des doses plus faibles du médicament afin de prévenir ce problème. Dans certains cas, lorsque la baisse de la fonction rénale s'avère inquiétante, on cesse l'administration de la cyclosporine (ou le tacrolimus) et on le remplace par un autre agent antirejet : le sirolimus. Ce médicament n'a pas d'effet néfaste sur la fonction des reins et il convient bien au remplacement de la cyclosporine chez plusieurs patients. Dans certains cas extrêmes, les néphrologues, spécialistes des reins, doivent intervenir en proposant une dialyse et même parfois une greffe rénale.

Peut-on recevoir un troisième cœur ?

Une deuxième greffe du cœur n'est certainement pas souhaitable. Pourtant, les patients qui reçoivent une première greffe en bas âge sont des candidats sérieux à une deuxième greffe au cours de leur vie. Lorsque la deuxième greffe est nécessaire et réalisée plusieurs années après la première, les résultats sont en général excellents et tout à fait comparables à ceux de la première greffe. Il persiste toutefois une certaine hésitation à offrir une deuxième chance, alors que l'attente pour un donneur compatible est si longue et incertaine.

Cette deuxième chance est habituellement réservée aux très jeunes patients qui n'ont aucun autre choix que d'envisager cette solution. Une maladie des artères coronaires du greffon, telle qu'expliquée plus haut, est la cause principale d'une nouvelle greffe.

Questions

Pourquoi une biopsie du nouveau cœur ?

Rappelez-vous l'expérience du Dr Grondin, décrite au chapitre 2. Au début, tous ses patients décédaient dans les premières semaines ou dans les premiers mois après la greffe. En général, la cause de décès était le rejet aigu.

La biopsie du cœur a été expérimentée par l'équipe du Dr Shumway à Stanford dans les années 1970. Elle consiste à introduire un cathéter par la veine jugulaire gauche (dans le cou de la personne) jusqu'à la cloison entre les deux ventricules et elle permet de recueillir quatre petits morceaux du cœur (à l'aide de ce cathéter). Ensuite, un pathologiste analyse la présence ou l'absence de signe de rejet sur ces petits spécimens du cœur.

On pratique fréquemment des biopsies, toutes les semaines en fait, au cours du premier mois suivant la greffe. Avec le temps, les biopsies deviennent de moins en moins fréquentes.

Que fait-on s'il y a rejet aigu à la biopsie ?

Dans 90 % des cas, la personne ne présente aucun symptôme physique, alors que la biopsie démontre des signes de rejet aigu. La biopsie permet donc un diagnostic précoce. La médication est alors ajustée en conséquence ou on ajoute temporairement un autre agent antirejet, tel que les corticostéroïdes, afin d'éviter le rejet.

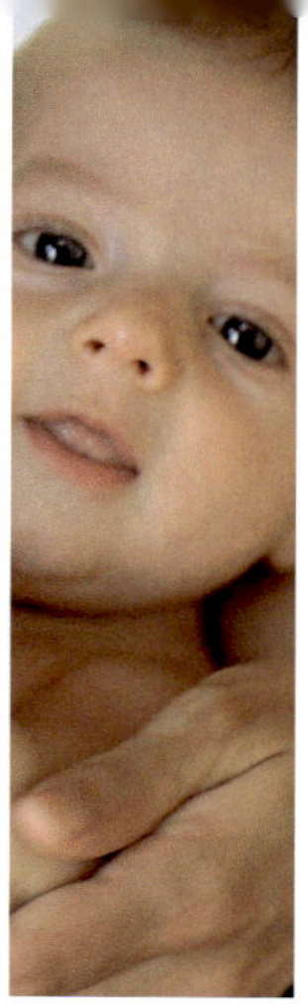

Chapitre 8

Et les tout-petits ? La greffe cardiaque pédiatrique

par les Drs Nancy C. Poirier et
Marie-Josée Raboisson

Nous pratiquons des greffes cardiaques chez des enfants dans le but de leur permettre de mener une vie normale. La greffe n'amène certes pas une guérison complète, mais elle constitue actuellement le meilleur traitement de certaines maladies cardiaques de l'enfant, une fois les possibilités chirurgicales et médicales épuisées. La plupart de ces maladies cardiaques gravissimes sont souvent congénitales et en tout cas inopérables. Selon le registre de l'*International Society for Heart and Lung Transplantation* (ISHLT), il y a eu plus de 8000 greffes cardiaques pédiatriques depuis 1982. Cela représente environ 10 % des greffes cardiaques dans le monde.

Il y a eu beaucoup de progrès dans le domaine de la greffe cardiaque pédiatrique depuis la première tentative infructueuse décrite par Kantrowitz à Brooklyn en 1967. Nous entrons dans l'ère moderne de la greffe infantile lorsqu'en 1984, Sir Magdi Yacoub, en Angleterre, greffe avec succès un nouveau-né porteur d'une malformation grave appelée hypoplasie de cœur gauche.

Au départ, la mortalité des greffes chez les enfants était de 25 à 60 %. Un mauvais choix de malades, des problèmes techniques et une immunosuppression inefficace en ont été les causes. De plus, beaucoup d'inquiétude se manifestait sur les conséquences de l'immunosuppression à long terme, surtout avec l'usage des corticostéroïdes, et sur la croissance de l'enfant et de son greffon. On soulevait également des réserves d'ordre éthique et philosophique.

La première greffe cardiaque pédiatrique au Canada a été effectuée par l'équipe du Dr Claude Chartrand à l'Hôpital Sainte-Justine le 9 juillet 1984. Le malade était un garçon de 16 ans, sévèrement atteint d'une cardiomyopathie hypertrophique, qui s'est présenté en insuffisance cardiaque terminale et qui a été placé sur liste de greffe pendant cinq mois. Le donneur a été transféré à Sainte-Justine pour le prélèvement, comme c'était l'habitude à cette époque. Le greffé vit toujours ; il est âgé de 41 ans, il a été professeur d'histoire et il travaille aujourd'hui dans la fonction publique. C'est un athlète accompli qui pratique le judo (ceinture noire) et qui participe régulièrement aux Olympiques des greffés. Depuis cette époque, l'Hôpital Sainte-Justine a greffé 58 enfants âgés de 2 semaines à 18 ans, dans le cadre de son programme de greffe cardiaque pédiatrique.

Cela n'aurait pas été possible sans le Dr Chartrand et son équipe qui avaient établi, dès 1971, un programme de transplantation expérimental axé sur la physiopathologie de la transplantation cardiaque. Ce programme est d'ailleurs détaillé dans plus de 300 publications scientifiques.

Toutefois, la mise en application clinique de ce programme a été mise en attente jusqu'à ce que les progrès de l'immunosuppression permettent une survie à l'âge d'un an de plus de 50 % des enfants. C'est l'équipe de Stanford qui a annoncé cet exploit en 1981. Ainsi, à partir de 1982, Sainte-Justine a constitué un groupe multidisciplinaire et mis en place l'ensemble des protocoles, ce qui a abouti en 1984 à cette première greffe du Dr Chartrand, suivie de nombreuses autres. Notons que de 1982 à 1984, plusieurs enfants en attente de transplantation sont décédés par manque de donneurs.

Les particularités de « la petite greffe... »

Combien d'enfants sont greffés dans le monde ?

En 2008, 8000 patients de moins de 18 ans avaient bénéficié d'une transplantation cardiaque. On en compte actuellement quelque 400 par an, soit à peine le huitième du nombre de transplantations adultes. Le nombre de greffes a d'ailleurs plafonné depuis quelques années. Au Canada, depuis 1997, on fait chaque année 25 greffes pédiatriques. En raison du manque de donneurs, il existe une grande mortalité chez les enfants qui sont sur la liste d'attente ; elle atteint environ 20 %. Le nombre de centres pratiquant la greffe cardiaque pédiatrique a connu un bond au cours des années 90 (atteignant un maximum de 106 centres dans le monde), mais il a ensuite rapidement diminué et, actuellement, quelque 80 centres pratiquent la transplantation cardiaque pédiatrique. De ceux-là, seulement 11 % pratiquent plus de 10 greffes par an.

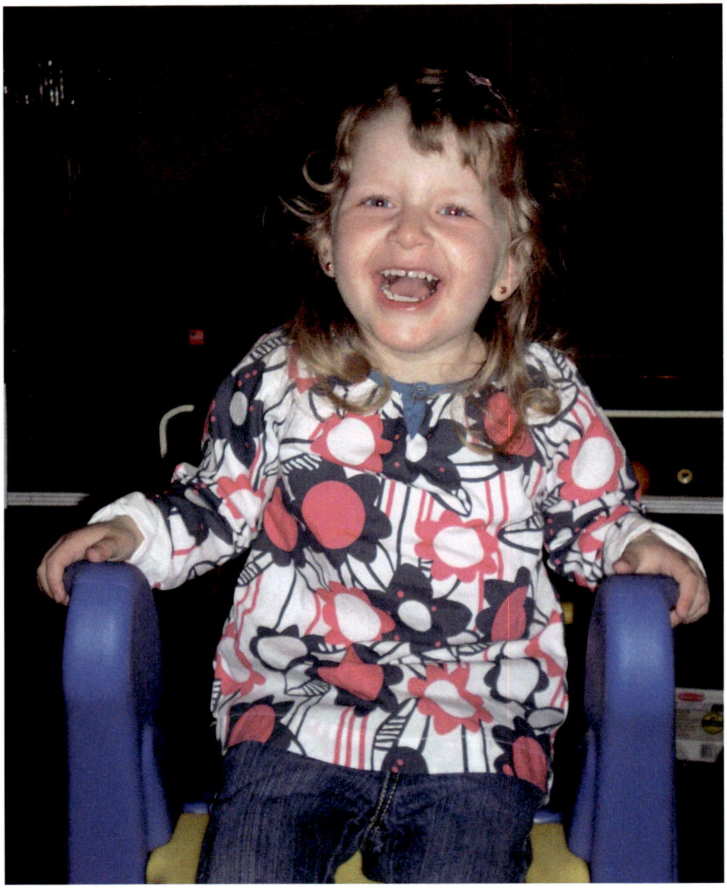

Jasmine, petite greffée cardiaque

Pour quelles raisons les enfants ont-ils une greffe cardiaque ?

Un quart des enfants sont greffés avant l'âge d'un an. Les autres patients se répartissent de façon égale avant et après 10 ans. En fait de greffe pédiatrique, l'Amérique du Nord est très favorisée si on la compare à l'Europe. En effet, au Canada, 80 % des greffons proviennent de donneurs pédiatriques.

Le motif de transplantation est différent chez l'enfant. L'athérosclérose, qui est à l'origine des infarctus du myocarde, n'existe pour ainsi dire pas chez l'enfant et la cardiomyopathie dilatée n'est une indication majeure que pour les enfants après l'âge d'un an. Ce sont les cardiopathies congénitales qui sont les indications les plus fréquentes de transplantation jusqu'à un an ; elles diminuent par la suite tout en demeurant la deuxième cause de greffe jusqu'à 17 ans. Cela a de nombreuses conséquences. En effet, les enfants porteurs de cardiopathie ont habituellement bénéficié d'une ou de plusieurs chirurgies à visée curative ou palliative. La greffe n'est donc indiquée qu'en dernier recours, lorsqu'il existe des lésions résiduelles incurables et un statut clinique incompatible avec une vie normale, malgré un traitement médical optimal.

En cas d'insuffisance cardiaque terminale, y a-t-il une possibilité d'assistance cardiaque ?

La réponse est positive. Toutefois, contrairement à l'adulte, il n'y a que deux systèmes qui sont couramment utilisés, soit l'ECMO et le « Cœur de Berlin ». L'ECMO (Extra Corporal Membrane Oxygenation) est un moyen d'assistance réservé au court terme et qui peut être implanté très rapidement ; cela en fait la méthode de choix en cas d'urgence hémodynamique. Il peut être rapidement remplacé par le « Cœur de Berlin » (Excor®), un système d'assistance ventriculaire de type pneumatique dont le calibre a été adapté pour le bébé et le jeune enfant. C'est la méthode préconisée pour une période prolongée, d'autant que différentes tailles de chambres permettent un soutien pour des enfants de tous les poids.

Ces appareils maintiennent l'enfant en vie et permettent la récupération d'une fonction normale pour les autres organes affectés par le bas débit cardiaque, condition indispensable au bon déroulement de la greffe ultérieure. Le « Cœur de Berlin » est un système de chambre cardiaque externe qui aspire et réinjecte le sang. Il est installé en salle d'opération sous circulation extracorporelle. Des canules sont suturées au niveau des vaisseaux et des chambres cardiaques droites ou gauches. Il est nécessaire d'obtenir un taux élevé d'anticoagulation pour prévenir le développement de caillots dans le circuit ou dans les cavités cardiaques, ce qui pourrait devenir source de complications emboliques. L'enfant peut ensuite être extubé, mobilisé et alimenté de façon adéquate. Pour les grands enfants, on peut utiliser les mêmes moyens d'assistance ventriculaires que l'on met en œuvre chez l'adulte. Par contre, pour l'enfant de moins de 4 kg, le taux de mortalité est prohibitif.

Les techniques chirurgicales sont-elles toujours les mêmes ?

Certains patients ont eu des interventions antérieurement. Il faut alors modifier les techniques chirurgicales, en fonction des reconstructions antérieures et des particularités anatomiques du receveur *(situs inversus*, veine cave supérieure gauche, postreconstruction des artères et veines pulmonaires). Il est également important de respecter une certaine compatibilité de poids et de taille entre le donneur et le receveur, bien que, pour le poids, on puisse accepter des différences allant du simple au triple.

Le système immunitaire de l'enfant est-il comparable à celui de l'adulte ?

Le système immunitaire de l'enfant, surtout s'il est âgé de moins d'un an, a un certain degré d'immaturité. Chez l'adulte, il doit y avoir compatibilité de groupe sanguin entre le donneur et le receveur. Par contre, chez le nourrisson qui n'a pas encore développé d'anticorps spécifiques contre les autres groupes sanguins, on peut faire une greffe cardiaque sans tenir compte de cette barrière immunologique. On peut toutefois assister à une transmission passive de ces anticorps par transfusion de produits sanguins. En attente de greffe, il est donc nécessaire d'éviter tout transfert d'anticorps contre un donneur potentiel.

Y a-t-il une différence entre l'immunosuppression chez l'adulte et chez l'enfant ?

Il n'a pas de différence, les traitements de base sont les mêmes. Les doses sont adaptées au poids. Les effets secondaires de ces traitements semblent moindres que ceux rencontrés chez l'adulte : moins de taux d'hypertension artérielle (69 % par opposition à 94 %), de cancers (8 % par opposition à 33 % à 10 ans) et d'insuffisance rénale (11 % par opposition à 40 % à 10 ans).

Quelle vie espérer après une greffe cardiaque ?

À 1½ an et à 10 ans de suivi, plus de 90 % des enfants greffés ont un niveau normal d'activité. Pendant la première année (période d'immunosuppression maximale), 50 % des enfants sont hospitalisés pour rejet ou infection, ou les deux. À 10 ans de suivi, le taux d'hospitalisation pour de tels événements tombe à 25 %. On estime à 15 ans et plus la survie d'un enfant après une greffe cardiaque, s'il est âgé de 10 ans et moins au moment de sa greffe ; on l'estime à 11 ans s'il est greffé après 10 ans d'âge. L'essentiel de la mortalité se situe au cours de la première année (infection, rejet aigu). La majorité des enfants et des jeunes adultes du programme de Sainte-Justine mènent des vies actives, ont une scolarité normale et un niveau d'aptitude comparable aux enfants de leur âge.

Deux jeunes greffées du cœur.

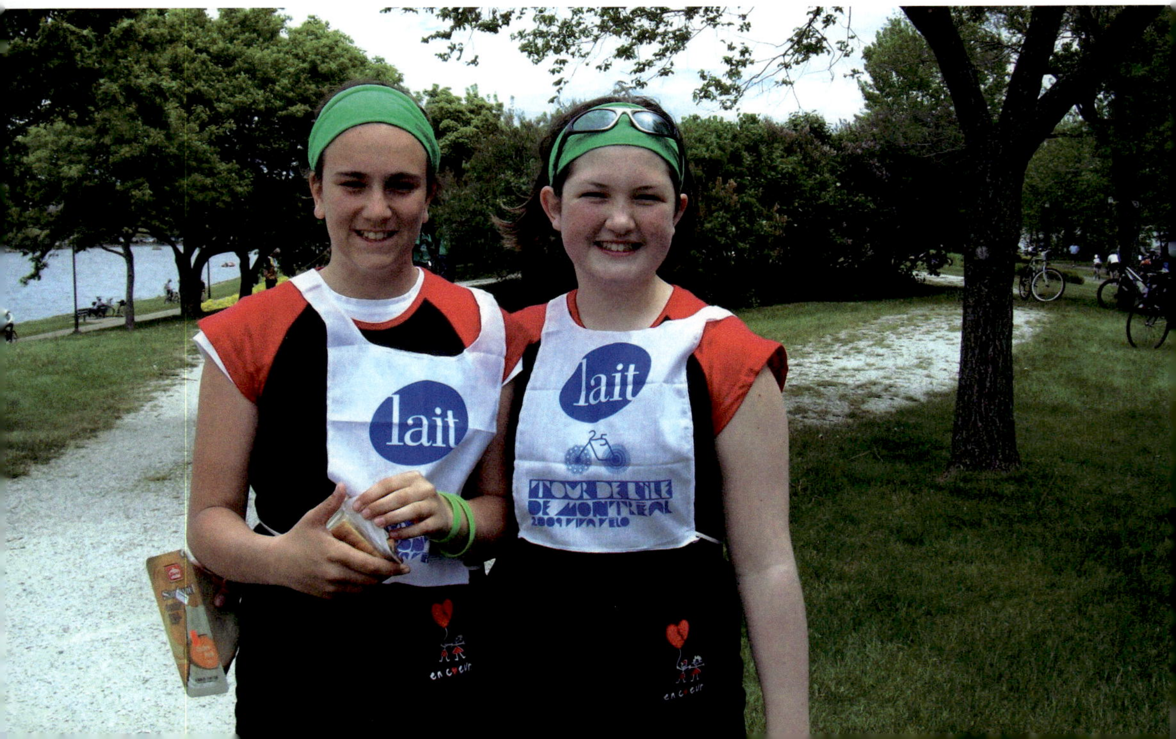

Les inquiétudes initiales sur la croissance de l'organe greffé et de l'enfant étaient-elles justifiées ?

La réponse est négative. À moyen terme, le cœur greffé s'adapte à son receveur. On observe une involution si le cœur greffé provient d'un donneur de poids supérieur et, dans le cas contraire, il augmente rapidement de taille. À long terme, la croissance de l'organe suit ensuite la croissance de l'enfant de façon tout à fait harmonieuse. L'enfant lui-même atteint la taille qu'il aurait eue s'il n'avait pas eu de greffe. Un supplément de calcium et de vitamine D et un arrêt précoce des stéroïdes permettent un développement osseux normal.

Est-il possible de faire une deuxième transplantation cardiaque chez un enfant ?

La réponse est positive. Sept pour cent (7 %) des greffes cardiaques pédiatriques sont maintenant des retransplantations (par opposition à 3 % chez l'adulte). Le risque de mortalité n'est d'ailleurs pas plus élevé lors de la deuxième transplantation si elle se fait plus de trois ans après la première. La nouvelle transplantation est rare chez le nourrisson (1 %). L'indication d'une nouvelle greffe cardiaque est essentiellement la vasculopathie du greffon, aussi appelé « rejet chronique ». Il s'agit d'une atteinte diffuse des artères coronaires sous forme de sténose, qui sera la source d'ischémie aiguë ou chronique et de dysfonction du greffon. Cependant, l'enfant est moins à risque que l'adulte, puisque 54 % de ces derniers développent cette complication à 10 ans par opposition à 22 % seulement des jeunes enfants.

Conclusion

La plupart des enfants se portent très bien après une greffe cardiaque. Malgré les inquiétudes initiales, la greffe cardiaque pédiatrique semble finalement avoir de meilleurs résultats à long terme que dans la population adulte. Elle offre à des centaines d'enfants gravement malades un espoir de mener une vie presque normale.

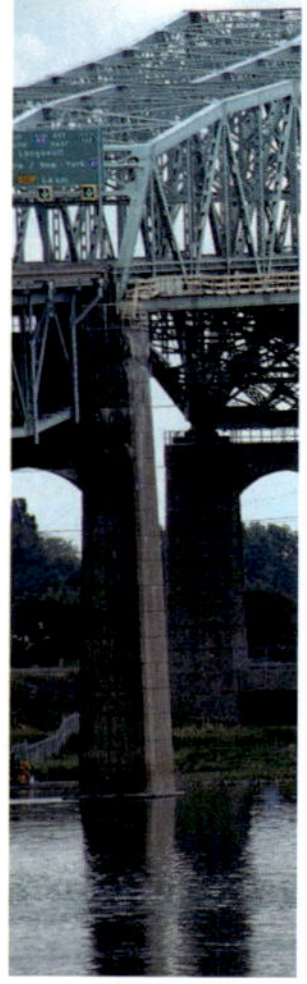

Chapitre 9

Les risques du métier

La transplantation d'un organe exige qu'une équipe de médecins et d'infirmières se dirige vers le centre hospitalier où se trouve le donneur d'organes afin de procéder au prélèvement. Par la suite, cette même équipe rapatrie l'organe au centre de greffe afin de procéder à l'opération. Ces voyages sont souvent effectués la nuit et parfois dans des conditions difficiles qui, après coup, nous amènent à relativiser nos petits malheurs.

Ainsi, en juin 2007, une équipe de transplantation de l'Université du Michigan, composée de deux chirurgiens cardiaques, de deux techniciens ainsi que les deux pilotes d'avion transportaient un organe pour une transplantation. Or, en cours de route, leur avion s'est écrasé et ils ont péri dans l'accident. L'opération fut évidemment annulée. Par contre, quelques jours plus tard, le patient recevait une greffe pulmonaire d'un autre donneur.

Au Québec, on n'a rapporté aucun accident de ce genre, bien qu'une centaine de vols aient lieu chaque année pour transporter les équipes de prélèvement et les organes à des fins de transplantation. Il est rare que le mauvais temps empêche une équipe de se déplacer pour le prélèvement d'organes. La rigueur du climat québécois en hiver rend les conditions de déplacement parfois difficiles pour les équipes de transplantation et cela demeure une source d'inquiétude supplémentaire pour ceux et celles qui partagent cette difficile tâche de prélever des organes pour la greffe. Les dangers liés aux nombreux déplacements, tant aériens que terrestres, demeurent une réalité tangible et constante.

Au Québec, environ 1000 personnes ont subi une transplantation cardiaque depuis 1969. La majorité de ces organes ont été prélevés et transportés d'un hôpital à l'autre et d'une ville à l'autre, principalement entre Montréal, Québec et Sherbrooke. Quelques dizaines de ces organes proviennent de l'Ontario, des provinces maritimes ou des États-Unis et ils occasionnent un transport qui est évidemment plus long, mais qui respecte la période maximale de 4 à 6 heures d'ischémie du cœur (période sans circulation sanguine). Si on ajoute à cela les prélèvements et le transport des foies et des poumons (respectivement environ 1600 cas et 350 cas), le déplacement des équipes devient une considération d'importance.

Tempête de neige à Sherbrooke

Aller faire un prélèvement d'organe à Sherbrooke, c'est en général une situation idéale ! Le déplacement est bref et j'aime retourner voir cette ville où j'ai passé des années à apprendre mon métier. Toutefois, la température peut venir tout gâcher.

Ainsi, il y a quelques années, conjointement avec d'autres chirurgiens, nous avons procédé au prélèvement des organes d'un donneur au Centre hospitalier universitaire de Sherbrooke. Au moment du retour, nous nous rendons compte qu'il y a une véritable tempête de neige qui rend impossible le retour par avion et qui ne laisse que la route comme option. Nous avons quand même réussi à être de retour à Montréal dans la limite du temps d'ischémie (de 4 à 6 heures) grâce à l'action d'un policier qui nous a péniblement escortés dans de très mauvaises conditions routières. Parvenu à l'Institut, le précieux cœur a été rapidement transporté en salle d'opération où la transplantation a eu lieu sans anicroche. Merci à ce policier.

Québec dans le brouillard

Par une belle nuit de décembre, on nous offre un cœur pour un patient qui en a rapidement besoin pour rester en vie. Nous n'avons qu'un seul problème, un épais brouillard persiste à Québec et aucun avion ne peut y atterrir. Encore une fois, la seule solution qui s'offre, c'est d'y aller en automobile. Le voyage de retour devrait normalement prendre deux heures trente minutes et le prélèvement, une trentaine de minutes. Nous devrions donc, avec un peu de chance, être en mesure de limiter le temps d'ischémie à moins de quatre heures, comme cela est convenu dans nos protocoles de greffe cardiaque.

Une policière de la Sûreté du Québec se porte volontaire pendant son jour de congé pour nous y conduire. Nous quittons Montréal en soirée et pénétrons dans un épais brouillard dans les environs de Québec. À vitesse réduite, nous atteignons sains et saufs l'hôpital Hôtel-Dieu de Québec. Le retour est plus facile, car le brouillard se dissipe rapidement dès que nous quittons la région de Québec. De retour à l'Institut, la greffe se fait dans les temps requis et le patient s'en sort très bien. Quelques jours plus tard, toute l'équipe adresse une carte de remerciement à la policière qui, cette nuit-là, a si généreusement contribué à sauver une vie.

Comme on le voit, le déplacement des équipes n'est pas toujours facile bien que, de façon générale, le transport soit très bien organisé. Ainsi au Québec, l'Association canadienne du don d'organe (ACDO) joue un grand rôle. Elle dispose en effet, depuis 1987, d'un réseau de transport de 11 unités (camionnettes) pour répondre aux urgences des équipes de transplantation. Ces déplacements sont effectués par des policiers bénévoles qui proviennent de la Sûreté du Québec et des corps policiers municipaux répartis dans toutes les régions stratégiques du Québec (Montréal, Laval, Sherbrooke, Drummondville, Québec et Chicoutimi). En 2006, l'ACDO a effectué 573 transports d'équipes médicales, d'organes et d'échantillons sanguins uniquement liés au don d'organe et de greffe. Et cela, sans incident ! Quel soulagement pour la sécurité de tous ceux et celles qui font partie de ces équipes de prélèvement !

La transplantation d'un organe exige d'abord qu'une équipe de médecins et d'infirmières se dirige vers le centre hospitalier où se trouve le donneur afin de procéder au prélèvement. Par la suite, cette même équipe rapatrie l'organe au centre de greffe afin de réaliser l'opération. Ces voyages sont souvent effectués la nuit et parfois dans des conditions difficiles. L'importance de l'enjeu fait en sorte que lorsque tout se termine bien, nous nous moquons un peu de nous-mêmes et de nos petits malheurs.

Panne sèche sur le pont Champlain

Nous sommes en 1989, quelques mois après mon retour de formation à l'étranger. Un samedi, je reçois un appel du Dr Claude Chartrand, de l'Hôpital Sainte-Justine, qui me demande de l'aide pour aller prélever un cœur destiné à un de ses jeunes patients en attente d'une greffe depuis quelques mois.

Jacques (mon perfusionniste) et moi-même quittons donc rapidement Montréal par avion. À notre retour, l'ambulance qui nous ramène de l'aéroport de Saint-Hubert tombe en panne sèche sur le pont Champlain. Il est 2 heures du matin. Nous sortons de l'ambulance et courons vers une voiture de police qui s'est arrêtée non loin de l'ambulance. Le cœur gelé dans notre glacière ne nous quitte pas.

Le policier écoute notre histoire, un peu incrédule en voyant notre glacière. Il croit plutôt qu'elle contient de la bière ! Il accepte néanmoins de nous conduire à l'hôpital. Il nous accompagne même jusqu'à la salle d'opération afin de bien vérifier notre identité auprès du personnel soignant. Ces glacières sont vraiment trop banales…

Un étudiant sur le dos

À l'Institut de Cardiologie de Montréal, nous accueillons régulièrement des étudiants d'autres pays venus apprendre le métier de chirurgien ou de cardiologue. Certains ont toutefois le cœur fragile.

Un jour, un jeune étudiant demande à nous accompagner lors d'un prélèvement. Nous quittons donc l'Institut à bord d'une ambulance. Au cours du trajet qui nous mène à l'aéroport de Dorval, notre étudiant pâlit, se sent nauséeux et très mal en point. Au moment de monter dans l'avion qui doit nous conduire à l'hôpital où aura lieu le prélèvement, notre jeune homme est tellement malade qu'il est raccompagné à l'Institut de Cardiologie, allongé sur la civière, par les ambulanciers. Le mal des transports est décidément incompatible avec le métier !

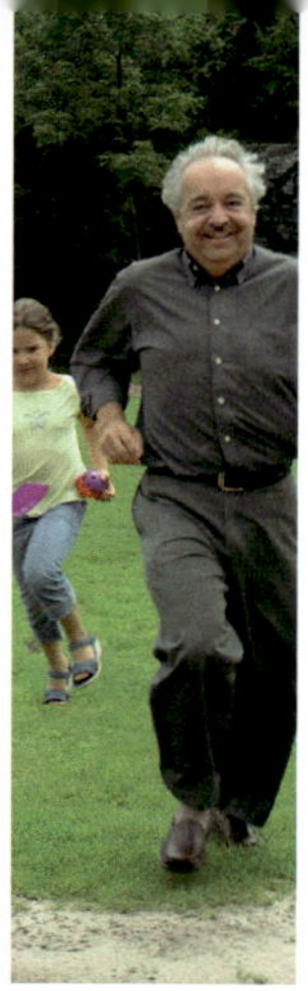

Chapitre 10

Les aspects psychologiques de la transplantation cardiaque

par le Dr Robert Leroux, psychiatre

Écrire sur la dimension psychologique de la transplantation cardiaque représente un défi en soi. Cette dimension est sûrement la moins spectaculaire et la moins visible de l'expérience. Beaucoup de phases sont communes à l'ensemble des transplantations cardiaques. D'autres sont plus individuelles et uniques et font que, même si la transplantation cardiaque est bien maîtrisée sur le plan de l'expérience médicale et chirurgicale, elle demeure toujours un défi psychologique particulier pour celui qui doit en subir l'épreuve.

Les partenaires engagés dans la transplantation cardiaque

Tout être humain vit dans un système relationnel dès sa naissance. Au sein de ce monde d'échanges complexes, il cherche à devenir autonome, à s'individualiser et à se spécifier. Cet ensemble d'expériences participe à la richesse de l'individualité de chaque être humain. C'est ce qui contribue à former le caractère et la personnalité de l'être. La personnalité est donc l'ensemble manifeste des pulsions, des interdits et des défenses d'un individu, qui se traduisent par des comportements singuliers et une pensée originale.

La maladie cardiaque, par sa gravité et quelle qu'en soit la cause, vient insidieusement ou brutalement menacer et déséquilibrer cette personnalité. Elle met graduellement fin au sentiment interne d'invulnérabilité et d'immortalité. Elle oblige la personne à affronter l'imminence possible d'une **mort réelle**, dont la réduction de la fraction d'éjection cardiaque en mesure la progression. La maladie cardiaque terminale présente donc à l'individu la limite des propositions médicales habituelles. C'est là que se situe la proposition d'une transplantation cardiaque : proposition qui peut venir de la personne malade ou du médecin. C'est là que se situe également le premier temps d'une transplantation cardiaque à venir. Il s'agit de la **greffe relationnelle.** Ce premier temps met en scène différents partenaires. Premièrement, un sujet très malade pour qui la cardiologie traditionnelle a de moins en moins de réponses. Deuxièmement, une famille de plus en plus inquiète et épuisée par la chronicité de la maladie. Troisièmement, une équipe médicale multidisciplinaire qui doit évaluer dans un temps quelquefois très bref la faisabilité de la transplantation cardiaque, mais d'abord sa pertinence.

L'expérience des vingt dernières années nous a clairement démontré que la transplantation cardiaque pouvait être vécue de façon miraculeuse par certains patients et, pour d'autres, devenir un enfer médical, psychologique et relationnel.

L'expérience de l'Institut de Cardiologie de Montréal, avec son approche multidisciplinaire et ses réunions cliniques hebdomadaires, a permis de créer un lieu d'échanges stables qui facilite la mise en place d'un processus d'évaluation pour tous les candidats potentiels à la transplantation cardiaque. Ce travail d'équipe, qui a fait ses preuves, permet également la « digestion affective » de tous les échecs et de tous les décès qui, nécessairement, surviennent au cours de plusieurs années de travail clinique. Ce travail d'équipe permet également d'investir continuellement de nouveaux candidats avec le même intérêt et le même espoir thérapeutique, en respectant chez chacun des membres de l'équipe le point de vue thérapeutique qui les anime intellectuellement.

Cette équipe multidisciplinaire est donc essentielle au processus d'évaluation des candidats à la transplantation cardiaque. Elle permet de maintenir une objectivité essentielle dans la prise de décision lors de situations affectives quelquefois conflictuelles. C'est dans cette équipe que se réalise la première greffe qui est, en réalité, une **greffe relationnelle**, c'est-à-dire une mise en commun d'efforts pour qu'ait lieu la seconde greffe, la **greffe chirurgicale**. En fait, cette **greffe relationnelle** est la seule véritable, sans laquelle aucune autre greffe n'a lieu.

La greffe chirurgicale qui se présente à l'intérieur d'un an, une fois que le patient est inscrit sur la liste d'attente de Québec-Transplant, constitue donc ce second temps de la transplantation cardiaque, le premier temps étant celui de l'attente et de la greffe relationnelle.

Aux yeux des receveurs potentiels, le temps passé sur la liste d'attente est toujours trop long. Il est certain qu'une personne malade qui sent son cœur fléchir investit la transplantation cardiaque à venir comme la solution à tous ses problèmes. L'expérience a souvent démontré qu'il est souhaitable pour tous les candidats de passer un certain temps en attente de transplantation. La raison en est que ce temps, en plus de consolider la greffe relationnelle dont nous avons déjà parlé à l'intérieur de la connaissance du patient et de sa famille par l'équipe de transplantation, permet également au patient de procéder à un travail psychologique essentiel au temps chirurgical. La transplantation cardiaque est un échange entre deux êtres humains (l'un mort et l'autre vivant, menacé dans sa vie) qui n'est pas une transaction normale. La dimension du « don » et de « l'anonymat du don » est fondamentale à cet échange. L'individu souffrant du cœur menacé dans sa survie et éligible à la transplantation cardiaque est aux prises avec un dilemme tragique : **ma vie ou celle de l'autre**.

La dimension du « don » tente de bonifier la transaction et de déculpabiliser les candidats en attente qui pourraient en venir à souhaiter la mort d'un autre pour pouvoir continuer leur vie. Dans toutes les transplantations, on voit apparaître ce sentiment de culpabilité inhérent au processus.

Ce sentiment de culpabilité est souvent inconscient, mais se manifeste par différents comportements. Il peut s'agir de généreux comportements de réparation, dans les années qui suivent la transplantation cardiaque, ou encore de comportements autodestructeurs durant la période d'attente ou après la transplantation cardiaque : tabagisme, non respect de la diète, relations humaines à caractère auto ou hétérodestructeurs ou, quelquefois, agissements suicidaires (abandon de la prise de médication).

Dans le processus d'évaluation du candidat à la transplantation cardiaque, il faut – si possible – évaluer la capacité de **recevoir et de donner** sans trop de culpabilité. Il faut également évaluer la possibilité de **garder et de prendre soin** de ce qui a été donné (le greffon et sa représentation psychologique). Il n'est pas difficile de comprendre que le processus d'évaluation prétransplantation cardiaque fait donc appel à l'histoire de l'individu, à ses plaisirs d'enfance, mais aussi à ses traumatismes fondamentaux (négligences et abandons infantiles).

Ce processus d'évaluation psychologique prétransplantation cardiaque est fondamental pour l'avis qui sera donné dans la sélection des candidats. Dans la réalité, la transplantation cardiaque traite essentiellement un cœur malade dans sa maladie biologique. Elle ne change pas l'histoire du passé. Elle pourra modifier l'histoire actuelle en raison du caractère exceptionnel de la transaction (le don de la vie) et influencer la vie à venir dans une réflexion personnelle sur ce qui a pu, sur le plan psychologique, contribuer à la maladie cardiaque (avidité trop grande, incapacité de jouir de la bonté de la vie).

Dans la réalité, la transplantation cardiaque est la mise en place d'un greffon humain chez un receveur dont la fonction cardiaque est en phase terminale (fraction d'éjection du ventricule gauche). La période d'attente permet à la fois de faire ce travail psychologique du deuil d'une partie de soi et de poursuivre la vie en accueillant le greffon d'une autre personne, greffon qui est transmis comme un « don » au cours d'une chirurgie.

L'expérience de travail auprès des enfants a démontré que le dessin pouvait aider à saisir l'expérience mentale (psychique) et à favoriser les processus d'intériorisation de la représentation du greffon. Chaque fois que cela a été possible, nous avons demandé aux patients de dessiner leur cœur actuel et leur cœur à venir. Nous avons utilisé cette méthode du dessin à divers moments de la procédure de transplantation cardiaque et elle est apparue utile pour aborder des sujets qui seraient autrement demeurés inaccessibles.

Il est facile de concevoir que pour les receveurs, la transplantation cardiaque demeure essentiellement une expérience médico-chirurgicale. La dimension psychologique ou sociale semble accessoire et secondaire. La réalité de vingt ans de transplantation fait l'illustration du contraire. L'individu qui a été greffé a un travail psychologique énorme à effectuer pour être capable de poursuivre sa vie sans trop d'angoisse et de dépression.

Pendant l'attente comme pendant le processus chirurgical, il est essentiel d'avoir la capacité de respecter les règles, de se soumettre à la discipline de la médication, de la diète et de l'exercice physique. Cela permet aux malades de reprendre contact avec eux-mêmes et de sortir d'un sentiment de passivité et d'abandon inhérent à une situation d'impuissance et d'impasse qui vient avec une maladie terminale.

Le temps chirurgical : le plus souhaité et le plus redouté

En général, tout se passe dans un climat soudain de fébrilité. Les chirurgiens sont au travail. Les cardiologues sont en attente.

L'équipe est sur le qui-vive. La famille le souhaite réellement. L'image de l'accouchement est une métaphore valable pour se rendre compte de ce moment unique où tout sera définitivement **transformé**.

Lorsque tout va bien, le patient est vite extubé et vite mobilisé. Il ne se reconnaît plus. Le cœur fonctionne bien et la vie reprend. Tout le monde est soulagé. Ça fonctionne ! Le temps d'hospitalisation est d'environ deux semaines. Le patient doit se discipliner : exercice, automédication et diète.

Le troisième temps, après la greffe chirurgicale, est la greffe **psychologique** : temps individuel et propre à chacun. Dans ce temps qui varie énormément selon chacun, c'est le retour dans son milieu. Il s'agit également du retour au travail.

Le patient ne se voit plus de la même façon. Les autres le voient autrement. Il s'agit d'un individu **transformé**. Le patient doit reprendre confiance en lui-même et dans son nouveau cœur. Ce cœur greffé doit devenir une partie du patient tout en demeurant étranger (le moi et le non-moi).

Au cours des premiers mois, il y a de nombreux retours à l'hôpital pour revoir la médication. En général, les patients ont à subir de nombreuses biopsies. Le rejet est toujours possible, ce qui provoque de l'angoisse. Ce rejet pose de nombreuses questions sur la capacité d'être un bon receveur (compétence psychologique). C'est la durée de ce troisième temps qui varie le plus, le temps de la **greffe psychologique** et de la postchirurgie cardiaque.

Ce temps est propre à chacun. Nous assistons souvent à des changements de vie de tous genres. La dimension psychosociale de ces transformations est non négligeable. Le patient ne veut plus souffrir. Il est à la recherche d'un nouvel équilibre qui va lui rendre la vie appréciable et délectable.

Le sentiment de gratitude envers l'équipe de transplantation cardiaque est omniprésent. Rares sont les patients qui vont regretter d'avoir choisi la transplantation cardiaque. Il en existe toutefois une minorité pour qui la transplantation n'a pas atteint les objectifs souhaités. D'où l'importance d'une évaluation initiale globale.

De façon générale, les patients transplantés ne meurent pas de leur cœur. Ils décèdent souvent des complications de l'immunosuppression chronique : cancers, insuffisances organiques de toutes sortes. Vient donc la fin du temps emprunté et les patients sont effectivement soulagés. Ils savent d'instinct que leur survie était rendue possible grâce à un emprunt sur du temps. La mort met fin à une dette qui n'a jamais été tout à fait remboursée.

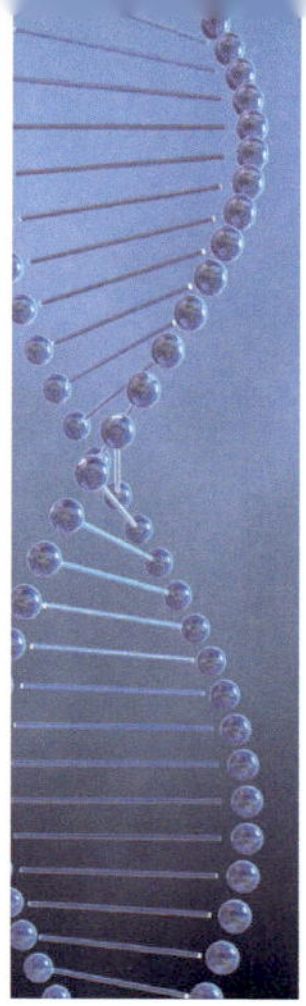

Chapitre 11

Médecine régénératrice, transplantation cellulaire et organogenèse

par les Drs Louis P. Perrault et Simon Maltais

« Faire récupérer mon cœur en injectant des cellules du muscle de ma cuisse ! »

Une histoire

Jean-Guy a fait un infarctus du myocarde il y a un mois. En effet, l'artère principale située sur le devant du cœur s'est bloquée complètement et l'apport de sang au muscle a été interrompu pendant plusieurs heures. Une portion du muscle s'est nécrosée, c'est-à-dire que des cellules musculaires du cœur sont mortes et ont été remplacées par une cicatrice fibreuse. Cette portion du cœur fonctionne moins bien et il a perdu

25 % de la capacité globale de la pompe cardiaque. Il est plus fatigué et essoufflé, car son cœur ne pompe pas assez. Il s'est juré de ne plus jamais fumer, de surveiller son alimentation et de faire de l'exercice régulièrement, mais il se demande si ses médecins peuvent faire autre chose pour lui redonner sa capacité d'avant en plus des médicaments qu'il prend déjà. Il a entendu dire que l'on peut maintenant ressusciter son cœur en transplantant des cellules...

Un concept

La médecine régénérative et la transplantation cellulaire sont deux domaines de recherche en santé cardiovasculaire qui sont en pleine explosion depuis les 15 dernières années. Le but de ces champs d'activité est de redonner de la fonction au cœur à des patients qui ont une fonction cardiaque diminuée (l'insuffisance cardiaque), comme Jean-Guy, le plus souvent à la suite d'un infarctus du myocarde. Le principe de ce traitement consiste à prélever des cellules du patient et à les faire croître en culture dans des conditions stériles (à l'extérieur du corps) pendant quelques jours, jusqu'à ce qu'elles atteignent un nombre suffisant. Elles sont ensuite réinjectées, par différentes approches, dans le cœur afin que les nouvelles cellules remplacent la cicatrice et permettent à cette portion du cœur de se contracter à nouveau, améliorant ainsi la fonction cardiaque globale et soulageant le patient de ses symptômes, ce qui, idéalement, prolonge sa vie.

Les types de cellules étudiées

On a testé plusieurs types de cellules pour leur potentiel à se transformer en cellules cardiaques contractiles (comme les cellules musculaires du cœur, les cardiomyocytes). Les cellules les plus étudiées sont les myoblastes du muscle squelettique du quadriceps, qui est le muscle sur l'avant de la cuisse. On le prélève par une petite incision au-dessus du genou, puis les cellules sont transportées dans un laboratoire où elles sont triées et mises en culture pendant quelques semaines à l'aide de facteurs de croissance. On étudie également d'autres types de cellules à potentiel de différentiation en cardiomyocyte, qui s'appellent des cellules souches : ce sont des cellules de la moelle osseuse qui peuvent avoir conservé leur potentiel embryonnaire ou des cellules souches dites adultes. Les autres types cellulaires sont des cellules progénitrices circulantes (dans la circulation sanguine), des cellules souches dérivées des adipocytes (de la graisse), des cellules cardiaques résidentes, des fibroblastes reprogrammés (dans le tissu fibreux).

Une nouvelle approche à l'étude consiste à combiner l'injection de cellules avec une injection de facteurs de croissance (comme de l'engrais) afin d'augmenter le nombre de cellules qui survivront lors de l'injection. Une autre technique vise à modifier les cellules pendant la période de culture pour les fortifier et les rendre plus résistantes afin d'augmenter leur capacité à régénérer des cellules musculaires cardiaques. On croit même que le milieu de culture dans lequel baignent les cellules pourrait être injecté avec succès pour promouvoir la récupération cardiaque.

Les techniques en développement

La plupart des cellules sont injectées plusieurs jours après un infarctus, mais certaines études ont examiné l'effet de l'injection de cellules dans les heures qui suivent.

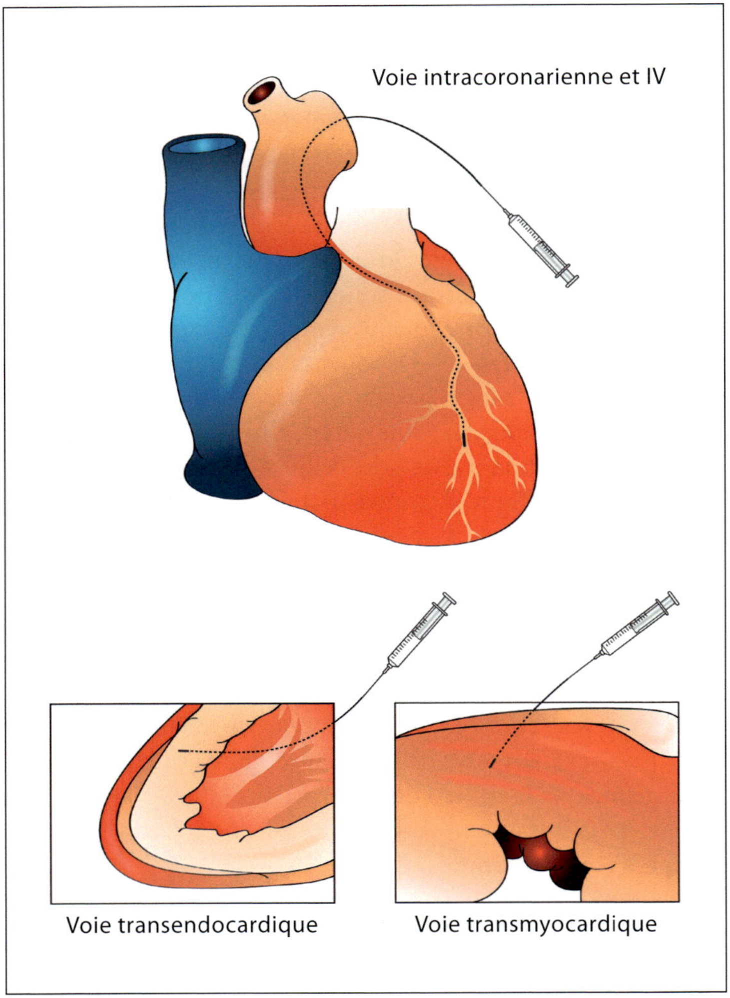

Différents modes d'injection utilisés pour l'administration des cellules transplantées.

On peut injecter les cellules par les veines, comme lors d'une prise de sang (voie intraveineuse). On peut les injecter directement dans les artères du cœur (voie intracoronaire), ou directement dans le muscle cardiaque en passant par les artères (voie transendocardique) ou par approche directe lors d'une chirurgie cardiaque où on ouvre la cage thoracique (voie transmyocardique).

Celui qui a tout démarré

En 2001, le professeur Philippe Menasché, chirurgien et chercheur à Paris, a rapporté dans le *Lancet*, prestigieux journal britannique, le premier cas de transplantation cellulaire au moment d'une chirurgie cardiaque. Il a utilisé des cardiomyocytes de muscle squelettique chez un patient ayant déjà subi un infarctus et qui présentait de l'insuffisance cardiaque sévère. Cinq mois plus tard, on a documenté le retour de la fonction contractile dans l'ancienne zone de cicatrice où les cellules avaient été injectées. Depuis les années 2000, une dizaine d'études contrôlées ont porté sur l'injection de cellules dérivées de la moelle osseuse avec des résultats variables. Une étude portant sur l'injection de facteurs de croissance seule, effectuée en partie au Québec, a été négative au cours de la même période.

Les défis pour l'avenir

Globalement, les études sur la transplantation cellulaire ont démontré des bénéfices modestes sur la récupération cardiaque, avec une infime amélioration de la fonction cardiaque globale. Cependant, on a déployé de grands efforts de recherche pour mieux comprendre les mécanismes rendant efficace la transplantation cellulaire. Ainsi, il faut déterminer le meilleur type de cellules, la meilleure méthode de culture, la meilleure voie d'injection, la période optimale d'injection pour assurer la survie des cellules, la nécessité de fortifier ou de modifier les cellules et les facteurs de croissance les plus efficaces à injecter avec les cellules. Récemment, on a créé aux États-Unis un réseau de recherches pour se pencher sur ces questions, le Cardiac Cell Therapy Research Network, soutenu par le NIH (National Institute of Health). Les prochaines années permettent d'espérer de grandes découvertes dans ce domaine à la fine pointe de la technologie médicale.

Comment faire pousser des organes comme des choux ? Par l'organogenèse

Un autre domaine fascinant de recherche est celui de l'organogenèse, qui vise à créer des organes complexes avec différents types de cellules pour remplacer l'organe malade ou qui fonctionne moins bien. La complexité de ce défi est immense, mais on a déjà atteint certains succès, par exemple avec la création d'artères artificielles en utilisant des cellules humaines, ou de peau artificielle pour les grands brûlés. Au Québec, l'équipe du Dr François Auger de l'Université Laval à Québec fait partie des pionniers dans ce domaine qui offre des possibilités infinies dans le traitement de la dysfonction des organes. Un jour viendra peut-être où l'on pourra remplacer, comme au garage pour sa voiture, une pièce usée ou qui fonctionne mal en prélevant des cellules au patient, puis en lui confectionnant en quelques semaines un organe sur mesure ! Cœurs, reins, fois, poumons et pancréas deviendraient donc disponibles avec nos propres cellules ! Quel potentiel formidable pour l'avenir !

Questions

Qu'est-ce qu'un infarctus du myocarde ?

Un infarctus du myocarde (muscle du cœur) survient quand une artère du cœur se bloque complètement. L'apport de sang au muscle est interrompu pendant plusieurs heures ; les cellules musculaires du cœur meurent et sont ensuite remplacées par une cicatrice fibreuse. Cette portion du cœur fonctionne moins bien, car elle ne se contracte plus.

Comment se fait la transplantation de cellules ?

Ce traitement consiste à prélever des cellules du patient et à les faire croître en culture, dans des conditions stériles de laboratoire, jusqu'à ce qu'elles atteignent un nombre suffisant. On les réinjecte ensuite dans le cœur, par différentes approches, afin que les nouvelles cellules remplacent la cicatrice. Actuellement, ces formes de traitement demeurent strictement expérimentales.

Qu'est-ce que l'organogenèse ?

Il s'agit d'un domaine de recherche qui vise à créer des organes complexes avec différents types de cellules pour remplacer l'organe malade ou fonctionnant moins bien.

Les études chez l'animal sont en cours.

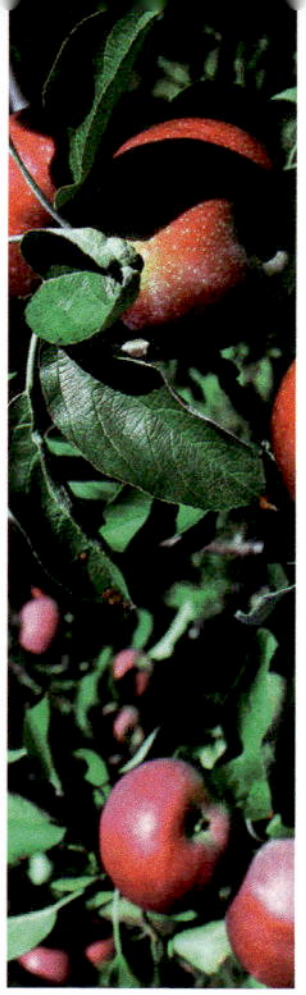

Chapitre 12

Témoignages de gens ayant vécu de près l'expérience de la transplantation

Cueille le jour...

par Ludger Poirier

Vingt ans. Vingt ans cette année que je survis grâce à une greffe cardiaque... Quelle belle occasion de faire un retour sur cette expérience assez personnelle ! La greffe, c'est la différence entre la vie et la mort, un moment intense où tout se joue. De quelle façon l'ai-je vécue ?

Heureusement que cet événement n'est pas arrivé inopinément dans mon existence. Il a été précédé d'une période où mon état de santé s'est détérioré progressivement, ce qui m'a donné le temps d'apprivoiser l'échéance. Ainsi, la maladie et la greffe m'ont obligé à réfléchir de façon plus aiguë sur la condition humaine, le sens de la vie et de la mort, et à développer un art de vivre. Ce fut une école passionnante.

Dans ces moments-là, la brièveté de la vie nous interpelle de manière plus urgente. Personne n'ignore que tôt ou tard, nous devons partir, mais la plupart du temps, nous occultons cette question, nous nions la possibilité de son imminence et la repoussons dans un avenir lointain. Or, lorsque chaque jour, nous sentons notre vie s'étioler inexorablement, il faut apporter une réponse à cette question.

Si les années à vivre sont chichement comptées, c'est alors leur qualité qui soudainement nous importe. Mes enfants, mon épouse, ma famille et mes amis ont alors pris une importance insoupçonnée. Ce que, au fil des ans, j'avais vécu comme de l'acquis, quelque chose de normal et durable, perdait alors son impression de pérennité et m'apparaissait dans toute sa fragilité et sa fugacité.

Les liens amoureux et sociaux se sont dévoilés sous un éclairage nouveau. Le temps devenait une denrée rare et précieuse, le futur étant incertain. Se sont alors imposées à moi l'urgence et la nécessité de cultiver ces amours et ces amitiés si essentielles à la qualité et à la réalisation de soi. Habiter cet espace temporel, entièrement et significativement.

J'ai réappris l'importance de la présence des autres et aux autres. Les autres pour leur amitié, leur folie, leur sagesse, leur tendresse et leur soutien dans les moments difficiles. Pour ma part, donner ce que j'avais de plus précieux, c'est-à-dire mon temps, mon affection et mon aide. Une prise de conscience créatrice. Les priorités se déplaçaient et se concentraient sur la fécondité des relations.

J'ai réappris aussi à pratiquer la tolérance, l'émerveillement et le respect de l'altérité.

Ce fut également une période de cheminement et de quête spirituelle. Il est évident que la question du sens ne sera jamais entièrement résolue sur le plan strictement rationnel, mais l'évacuation de l'absurde était pour moi une condition *sine qua non* pour développer un art de vivre libérateur, porteur d'avenir et d'espérance.

Ce faisant, j'ai découvert la greffe sous un angle différent. Bien sûr, je souhaitais grandement sa réalisation et sa réussite, mais j'inscrivais dorénavant son échec, toujours possible, dans le processus normal de la vie. La mort peut survenir à tout instant, mais j'aurais apprécié et exploité chacun des instants de vie de façon constructive et significative.

Ainsi, le soir de la greffe, tout en étant parfaitement conscient de l'enjeu, je me suis présenté, étonnamment, avec beaucoup de sérénité et avec la satisfaction d'avoir conduit ma vie selon des préceptes à mes yeux honnêtes et judicieux.

Depuis lors, j'ai continué à appliquer cet art de vivre axé sur l'amour d'autrui, la connaissance, la réflexion et l'action.

La conscience de la fragilité de la vie est toujours présente, mais aucunement paralysante. Au contraire, elle m'aiguillonne en permanence vers le dépassement.

La perspective de la greffe est le télescopage d'une vie. C'est un moment décisif, mais la façon dont nous nous y préparons et la vivons est tout aussi importante, car il est alors question du sens de nos choix, de nos actions et de notre style de vie.

La nuit n'est pas privée d'étoiles.

Cueille le jour.

Souffrance, espoir et deuil

par Germain Duclos

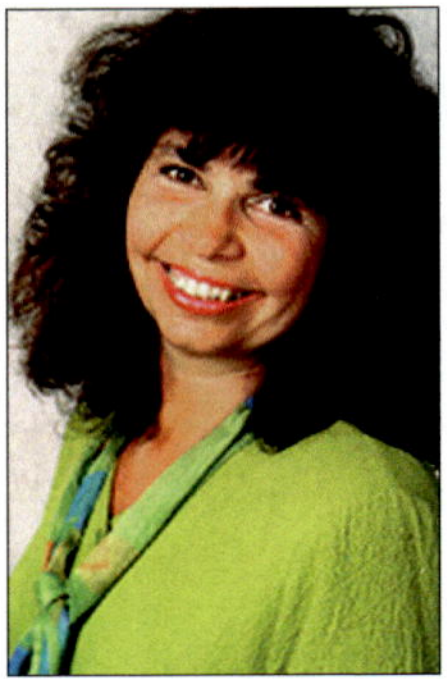

Déjà plus de dix ans que ma conjointe est décédée. Il s'agit de Danielle Laporte, qui était mon bel amour, mon amoureuse de tous les jours, mon amie et ma collègue. Elle était tout cela en même temps. Danielle était psychologue clinicienne, connue dans le public et très appréciée pour son engagement envers les enfants. Nous avions écrit des livres ensemble, nous vivions dans une profonde connivence amoureuse.

Le 6 janvier 1998, une grande région du sud-ouest du Québec était paralysée par une grosse tempête de verglas que même les météorologues les plus avisés n'avaient pas prévue. Tout le réseau d'électricité était en panne. Comme le chauffage de notre maison était entièrement électrique, nous avons trouvé refuge chez une amie qui disposait d'un foyer et d'un poêle à bois. Après nous être assurés d'un certain confort, nous nous sommes proposés comme bénévoles au centre d'hébergement de notre municipalité. Nous désirions aider les personnes en détresse psychologique et particulièrement les personnes âgées qui ressentaient alors beaucoup d'insécurité.

Durant ces journées de bénévolat, Danielle s'est occupée d'une personne âgée qui était peu en contact avec la réalité et qui semblait très malade. Un médecin avait tenté de l'examiner, mais elle refusait tout contact. Cette personne âgée toussait et crachait, et elle ne voulait parler à personne. Danielle a voulu l'apprivoiser. Il lui a fallu quelques heures pour s'approcher d'elle, lui parler et finalement la convaincre de se faire mener à l'hôpital. Cette personne âgée est décédée le surlendemain. C'est un virus assez commun de l'influenza qui a eu raison d'elle.

Danielle a attrapé ce virus. Quelques jours plus tard, elle a eu une grippe accompagnée de violentes douleurs thoraciques. Nous nous sommes rendus à l'urgence de l'Hôpital Pierre-Boucher, où on a diagnostiqué une péricardite (infection de l'enveloppe du cœur). Durant la nuit, son état a empiré puisque son cœur même était attaqué. Danielle se dirigeait vers une mort certaine. Elle était consciente de la gravité de son état et elle manifestait une vive anxiété. J'essayais du mieux que je pouvais de la rassurer, malgré l'angoisse qui m'envahissait. En désespoir de cause, le cardiologue qui s'en occupait a demandé à l'Institut de Cardiologie de Montréal de l'accueillir. C'était le 19 janvier.

Malgré sa faiblesse, Danielle n'arrêtait pas de dire aux médecins de l'urgence de l'Institut de Cardiologie, «je veux vivre!». Ceux-ci ont rapidement conclu que seule une greffe cardiaque pouvait la sauver. Cependant, ils ne disposaient pas d'un cœur compatible avec son organisme.

On a alors confié Danielle aux soins du Dr Michel Carrier, chirurgien. Dans l'attente d'un nouveau cœur, on l'a branchée sur un cœur mécanique pour la maintenir en vie. L'intervention chirurgicale a bien réussi. Sa chambre était envahie de plusieurs appareils électroniques, de fils et de tuyaux. Une infirmière s'occupait uniquement d'elle. Danielle était plongée dans un coma qui a duré neuf jours. Durant cette période, à quelques reprises, on a dû ouvrir sa cage thoracique pour enlever des caillots qui s'étaient formés. Elle était inscrite en priorité sur une liste pour une greffe cardiaque. Finalement, dans la nuit du 1er février, un cœur compatible s'est avéré disponible.

L'intervention chirurgicale faite par Dr Carrier a très bien réussi. Cette réussite de la greffe cardiaque m'a insufflé beaucoup d'espoir. Pour moi, le cauchemar se terminait, Danielle était sauvée, c'était comme une nouvelle naissance. Deux semaines plus tard, elle est sortie du coma, le jour de la Saint-Valentin, avec son nouveau cœur, comme si elle avait tout calculé. Je ne m'étais jamais senti aussi proche et amoureux d'elle. Malheureusement, un autre nuage a assombri notre espoir. Danielle était entièrement paralysée, à l'exception des muscles du cou et du visage. Malgré son handicap, nous avons continué à nourrir notre amour avec une profonde tendresse. J'aimais tellement lui parler et en prendre soin. Nous avons même imaginé des projets un peu fous.

En avril, on l'a transférée à l'Institut de réadaptation pour qu'elle puisse surmonter son handicap. Comme chez tous les greffés, elle prenait des médicaments antirejet qui affaiblissaient son système immunitaire. Quelques jours après son admission, elle faisait beaucoup de fièvre et elle avait des maux de gorge. Elle fut réadmise à l'Institut de Cardiologie où on diagnostiqua chez elle la présence d'un autre virus, soit le cytomégalovirus (CMV). Danielle étant très faible, elle n'a pu combattre ce nouvel envahisseur qui a attaqué ses poumons. Malgré le courage exceptionnel dont elle a fait preuve et son acharnement à vivre, elle s'est éteinte le 20 mai.

Ce furent quatre longs mois de souffrances, mais aussi d'espoir. Jusqu'à la fin, Danielle et moi avons espéré sa guérison. J'ai vécu le reste de l'année avec une vive douleur et une infinie tristesse.

Danielle me revenait parfois dans les regards des enfants. J'ai eu beaucoup de soutien de la part de mes frères et sœurs, de mes bons amis. Avec le temps, j'ai réussi à atténuer ma douleur et à adoucir ma tristesse, même si Danielle demeurait toujours présente. J'ai repris goût à la vie et je continue l'œuvre que nous avions entreprise ensemble, pour les enfants, notre trésor le plus précieux.

Danielle a profité de soins de grande qualité à l'Institut de Cardiologie. La greffe cardiaque représente une continuité de la vie et le corps médical s'est acharné à protéger celle de Danielle. Toutefois, le corps est complexe et il a ses propres lois. Danielle aurait pu survivre. Cependant, malgré ses grands progrès, la médecine a des limites, elle ne peut tout maîtriser. Pour prendre soin des patients greffés, il faut un grand amour de l'humain et beaucoup d'espoir. Ces belles qualités humanistes d'art et de science, d'amour et d'engagement, je les ai perçues dans le personnel soignant et en particulier chez le Dr Carrier. Je leur en serai toujours reconnaissant.

Mon histoire
par Sylvain Bédard

J'avais à peine 12 ans quand j'ai entendu pour la première fois les mots *transplantation cardiaque*. Six mois plus tôt, ma grande sœur Céline était morte d'une crise cardiaque en faisant son jogging habituel. Elle avait 18 ans. Sa mort subite avait soulevé des doutes dans ma famille et, après une série de tests, je me suis retrouvé assis avec mon père devant le Dr Lamontagne de l'Institut de Cardiologie de Montréal. Il nous a expliqué la maladie que j'avais et que je devais apprivoiser, la même qui venait de terrasser ma sœur : la cardiopathie hypertrophique. Il a ensuite pris le temps de m'expliquer que le seul moyen de ne pas mourir de cette maladie serait de me transplanter un nouveau cœur. « Mais pas tout de suite, plus tard, quand tu seras beaucoup plus malade... ».

Je n'ai jamais su alors qui, de mon père ou de moi, a été le plus bouleversé. Il n'existe à ma connaissance aucune technique parfaite pour faciliter l'acceptation d'une maladie fatale. On dit souvent que les enfants sont très forts dans de telles situations. Était-ce de la force ou ma naïveté d'enfant qui me rendait inconscient de ce qui m'attendait ? Je ne sais trop, mais j'ai fait face à mon destin avec beaucoup de « pourquoi ». Pourquoi Céline semblait-elle en pleine forme avant de mourir ? Pourquoi moi, qui suis un petit garçon sportif depuis toujours, dois-je arrêter de faire du sport ? Pourquoi ne pourrais-je pas vivre aussi longtemps que les autres ?

Comme l'avait bien dit le docteur, je suis devenu de plus en plus malade. Des problèmes ont commencé un après l'autre à faire leur entrée dans ma réalité. Je m'essoufflais facilement, très facilement, il m'arrivait de perdre connaissance, j'avais des douleurs d'angine, je faisais des syncopes et, finalement, je souffrais d'insuffisance cardiaque chronique. Grâce à des médicaments, puis à un défibrillateur cardiaque, puis à d'autres médicaments et à de fréquents suivis médicaux, on a réussi à retarder le moment où les médecins avaient prédit que je serais placé sur une liste d'attente. Bien qu'on m'ait annoncé qu'à 19 ans, je me retrouverais parmi des patients en attente d'une greffe cardiaque, c'est finalement à 32 ans que cela est arrivé, quand le simple fait de manger était devenu pour moi un effort. C'était mon seul espoir de survie. On m'avait dit que la moyenne de temps d'attente pour ma situation était de trois mois : j'ai attendu près d'un an. Il n'y a qu'un mot pour décrire mon sentiment pendant cette attente : impuissance. L'impuissance devant la dégradation de mon corps et de mes capacités, l'impuissance de ne plus pouvoir respirer, l'impuissance d'attendre un nouveau cœur pour espérer voir grandir mes enfants, mais sans avoir aucun contrôle sur mon destin. L'impuissance.

Cela faisait déjà trois interminables semaines que j'étais aux soins intensifs en insuffisance cardiaque chronique quand le Dr Carrier est venu frapper à ma porte pour me conduire à la salle d'opération. Pendant que je me réjouissais, quelque part au Québec, une famille, la famille de mon donneur, vivait, elle, des moments horribles devant la mort d'un des leurs. Je ne peux qu'imaginer l'intensité de leur douleur et leur déchirement. Je leur suis extrêmement reconnaissant d'avoir été capable de dire « oui » au don d'organes dans un moment aussi tragique pour eux. Quand j'y pense, une vague d'émotion me remue encore, la joie d'être encore en vie grâce à mon donneur côtoie ma culpabilité de vivre grâce à sa mort. Je me suis promis de vivre à fond pour lui rendre honneur et pour que sa mort ait un sens.

En 1987, j'étais allé rencontrer le Dr Grondin à l'Hôpital Général de Miami. À cette époque, mes parents et moi nous demandions si je devais me faire greffer à Montréal ou aux États-Unis. Le Dr Grondin m'avait alors dit : « Retourne chez toi mon jeune. Dans une greffe, 50 % du succès tient de la médecine et l'autre 50 %, du soutien de la famille et des amis. C'est ce dont tu auras besoin pour passer à travers. On ne fera pas mieux ici qu'à Montréal. » Le Dr Grondin n'était pas connu pour ses grandes phrases poétiques, mais il venait de mettre cartes sur table. Bon nombre de greffés que j'ai rencontrés s'isolent, cachent leur « maladie » et ne veulent pas trop inquiéter leur famille. Moi, j'ai eu la chance d'être soutenu par mes enfants et ma femme Marie, qui ont été là depuis le début. L'attente de mon cœur fut longue et la réadaptation le fut encore plus. Je dois dire que cette dernière n'a pas été de tout repos ni pour Marie et pour les enfants, ni pour moi. La grande quantité de médicaments antirejet que je prenais apportait des effets secondaires bien désagréables, pour moi, mais aussi pour eux.

Ce n'est que 18 mois après la greffe que j'ai vraiment eu l'impression que j'avais une nouvelle vie devant moi. C'est à partir de ce moment que j'ai arrêté de survivre et que je me suis mis à vivre pleinement tous les moments qui me sont donnés. J'ai même poussé ma chance et mon audace en devenant alpiniste et en faisant l'ascension du Mont Blanc à 4 800 mètres et en autonomie totale, et celle du volcan Sajama, en Bolivie, à 6 500 mètres d'altitude. Un nouveau monde s'ouvrait à moi.

Alors que tout le monde pense qu'un transplanté est fragile et n'est bon qu'à rester chez lui, la vérité est tout autre. La majorité des transplantés reviennent maintenant à une vie normale. La transplantation n'est plus un mot de science-fiction. Aujourd'hui, des milliers de gens transplantés dans le monde revivent, tout comme moi. La transplantation n'est pas une limite que l'on nous donne, c'est un nouveau mode de vie que l'on apprivoise. Oui, j'ai été bousculé par des changements, oui parfois je suis encore inquiet, mais l'urgence de vivre fait dorénavant partie de moi et pour toujours.

Si, un jour, la maladie vous touche et que l'on vous parle de transplantation, n'ayez pas peur. Entourez-vous des gens qui vous aiment – ils seront votre meilleur médicament – et faites confiance au destin. Le bon organe arrivera au bon moment. L'attente sera peut-être longue et difficile, mais ne vous effondrez pas. Il existe une vie après la greffe. Une belle vie.

Si, un jour, vous vous demandez pourquoi vous devriez signer votre carte de don d'organes, sachez que Ulysse, mon cinquième fils, âgé de sept ans, est né après ma greffe. Le don d'organes ne fait pas que sauver des vies, il permet de donner la vie. Plus de 4 500 personnes sont en attente d'une transplantation au Canada présentement. Le don d'organes est un geste qui dépasse parfois nos repères concernant le « partage » de soi et cela peut bousculer notre conception de la mort. Chaque jour que je vis maintenant, je le dois à la générosité de mon donneur et de sa famille. Mon devoir est maintenant d'en profiter et d'y faire honneur.

Je suis fier… très fier d'être transplanté, très fier de dire que l'impossible est arrivé pour moi. Je suis fier d'avoir atteint de nouveaux sommets que jamais personne n'avait osé imaginer pour un greffé cardiaque, même les médecins. Je suis fier de partager mon nouveau cœur avec Marie, ma femme, et mes cinq enfants, Léonard, Isaac, Auguste, Salomon et Ulysse. Quand je prends mon sac et mes bottes de montagne, je ne pars jamais seul. Je pars avec mes souvenirs, mais aussi avec mon donneur et ma gratitude envers lui. Je pars avec le souvenir d'avoir dit bonjour à la mort et avec la gratitude de vivre encore malgré elle. Chaque nouveau sommet est pour moi une nouvelle façon de dire merci à la vie, à l'occasion que j'ai de vivre et à la chance qu'on m'a donnée. Une chose est certaine : jamais je n'oublierai ce matin de l'an 2000 qui a changé ma vie, lorsque le Dr Carrier m'a réveillé pour me dire : « Sylvain, j'ai un cœur pour toi. »

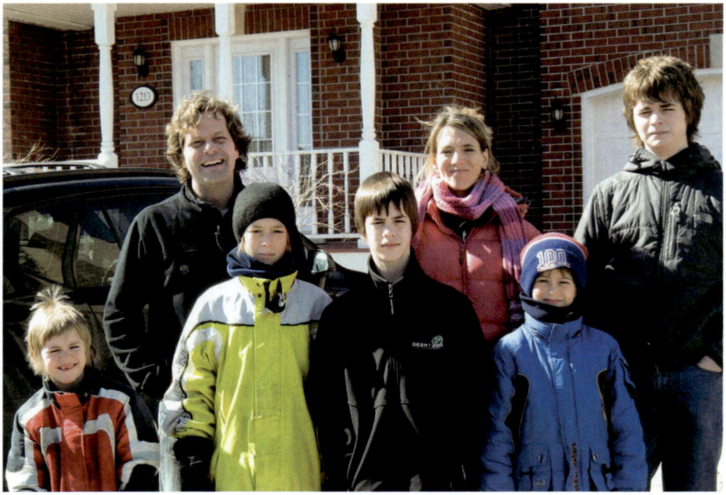

L'histoire d'un jeune greffé, Jean Gravel

par Sonia Morissette

Lorsque le Dr Carrier nous a demandé, à ma famille et à moi, de témoigner de la façon dont nous avons vécu la transplantation cardiaque de mon mari, Jean, il y a de cela déjà sept ans, nous avons été très touchées. Nous espérons que notre histoire inspirera et guidera les gens qui ont à traverser des épreuves semblables.

Le malaise : le 21 septembre 2002, 10 heures

Ce matin-là, mon mari, Jean Gravel, 37 ans, bricolait dans le garage de notre résidence de Boucherville et soudain, il s'effondra, après avoir ressenti un malaise cardiaque devant notre fille aînée, Marie-Pascale, 10 ans. Prise de panique, celle-ci vint m'en informer : « Maman ! Papa ne va pas bien, il est étendu par terre et il aimerait te voir. »

Je l'ai retrouvé étendu sur le sol, conscient, mais incapable de se relever. Mon mari est un beau grand brun de 6 pieds et 3 pouces, pesant 220 livres à l'époque. J'ai alors tenté, tant bien que mal, de le relever afin qu'il puisse aller se reposer dans la maison, mais sans succès. J'ai donc appelé *Info Santé* pour avoir des conseils. On me recommanda de faire venir immédiatement une ambulance, ce que j'ai fait sans hésiter. Quelques minutes plus tard, les ambulanciers sont arrivés à la maison, se sont dirigés vers Jean pour prendre ses signes vitaux. Or, je les ai sentis paniquer ; en effet, ils étaient incapables d'y arriver, car Jean n'avait pas de pouls ! Je ne comprenais pas ce qui se passait ; il était conscient puisqu'il avait les yeux grands ouverts, il n'était pas mort puisqu'il me parlait.

Pendant que les ambulanciers transportaient mon mari dans l'ambulance, je laissai mes enfants à ma voisine Lucie. Jean et moi avons trois belles filles, Marie-Pascale, Anne-Sophie et Clara qui, à l'époque, avaient respectivement dix ans, sept ans et deux ans.

J'accompagnai mon mari en ambulance jusqu'à l'hôpital le plus proche, l'Hôpital Pierre-Boucher. Durant le trajet, Jean recevait des électrochocs. Je ne comprenais toujours pas ce qui se passait, je me sentais très nerveuse, mais je tentais de ne pas paniquer et de garder mon sang-froid puisque je le savais toujours vivant.

Une fois à l'urgence, Jean fut pris en charge par le cardiologue de garde, le Dr Éric Sabah. Celui-ci fit un diagnostic. Son expérience et son intuition lui faisaient penser qu'un virus foudroyant était en train d'attaquer le cœur de son patient. Seul, il était incapable de le sauver. Il lança donc un appel à l'aide à l'Institut de Cardiologie de Montréal. Quelques minutes plus tard, Jean fut mis dans une deuxième ambulance, en route pour l'Institut. Cette fois, on m'interdit de l'accompagner. C'est le Dr Sabah et des membres de l'équipe médicale qui allaient s'en occuper.

En panique et n'étant pas en état de conduire, j'appelai une amie et décidai d'aller rejoindre mon mari, sachant que les filles étaient entre de bonnes mains.

Le virus fait ses ravages : le 21 septembre 2002, 17 heures

À l'Institut, Jean était en crise et le virus faisait ses ravages. Maintenant, c'était certain : il attaquait son cœur, dont la capacité était passée de 75 % à 25 %. C'est à ce moment-là qu'on m'informa de la situation réelle de Jean : « Ce qui arrive à votre mari est très grave et nous ne savons pas si nous pourrons le sauver. Le virus fait beaucoup de dommage à son cœur en ce moment et nous ne pourrons le soigner que si le virus arrête. Et s'il arrête, le seul traitement que l'on pourra lui faire, étant donné sa corpulence, ce sera de lui installer un cœur mécanique dans l'abdomen en attendant une transplantation cardiaque. »

Les deux bras m'en tombèrent, je ne le croyais pas. Je vivais un mauvais rêve. Jean risquait de mourir aujourd'hui même, alors qu'il était en pleine forme à peine 24 heures plus tôt… Je me sentis totalement impuissante.

Comment réagir à une telle épreuve ? Deux choix s'offraient à moi : m'effondrer et perdre espoir ou rester solide et soutenir Jean dans cette épreuve qu'il n'avait pas choisie et dont nous ignorions quelles séquelles il allait en garder.

D'abord, j'ai pensé à la compétence de l'équipe médicale. Dès les premiers contacts, une grande confiance s'est installée en moi. Je savais qu'ils allaient tout faire pour le sauver. Ensuite, j'ai pensé à mes enfants, mes trois belles filles qui avaient plus que jamais besoin de leur papa. J'ai aussi pensé à moi qui l'aimais tellement. Je savais que nous avions encore de belles choses à vivre ensemble. Je nous trouvais trop jeunes pour nous séparer l'un de l'autre. Notre histoire ne devait pas s'arrêter là. Et finalement, ce qui était très présent en moi, c'était cette foi, cette croyance profonde que Jean allait s'en sortir. J'ai donc choisi de rester solide et de tout faire pour le soutenir.

À 17 heures, sept heures après le malaise de Jean, le virus avait ralenti ; cela permettait aux chirurgiens de tenter de lui sauver la vie. L'équipe de chirurgie de l'Institut de Cardiologie se prépara alors à installer dans son abdomen un cœur mécanique expérimental reçu deux semaines plus tôt pour en faire l'essai. Tout cela, c'était en attendant une greffe cardiaque, en attendant un donneur compatible…

Première opération à cœur ouvert : le 21 septembre 2002, 23 heures

À 23 heures, après avoir passé six heures à la table d'opération, le chirurgien cardiaque de l'équipe, le Dr Michel Carrier, vint me dire que l'opération s'était bien déroulée et que Jean était dans un état stable aux soins intensifs. Il termina sa phrase en me disant : « Vous êtes chanceuse, Madame ! »

On me proposa de passer la première nuit à l'hôpital. J'ai le souvenir d'avoir vécu une nuit étrange, tantôt éveillée tantôt somnolente, ne réalisant pas encore ce qui nous arrivait. À trois heures du matin, n'ayant plus sommeil, j'allai rejoindre mon amour aux soins intensifs. Il était inconscient et intubé, avec des milliers de fils collés au corps, une équipe d'infirmières veillant sur lui. J'observais cette scène et je n'en revenais pas. Je me sentais comme dans un film, comme si ce malheur arrivait à une autre personne.

L'infirmière me demanda alors d'apporter à l'hôpital des photos récentes des enfants.

Le réveil : le 22 septembre 2002, 8 heures

Témoignage de Jean

« Lorsque je me suis réveillé, j'ai senti un grand inconfort. J'entendais la voix d'une femme qui me prenait la main et me disait doucement : "Monsieur Gravel, vous êtes à l'Institut de Cardiologie, nous avons branché une pompe mécanique sur votre cœur et vous êtes en attente d'une greffe". C'était l'infirmière responsable des greffes qui me parlait.

Je ne voulais pas y croire. Je ne voulais que me rendormir et sortir de ce cauchemar. Je me suis endormi pour me réveiller quelques heures plus tard, toujours dans le même état. Ce n'était malheureusement pas un mauvais rêve. C'était ma nouvelle réalité. Je me suis alors dit que je devais rester calme et suivre les étapes une à une. »

L'annonce de la nouvelle : le 22 septembre 2002, 10 heures

Je quittai donc l'hôpital pour me rendre à la maison. Comment annoncer la nouvelle aux filles ? Mon intention n'était pas de les alarmer, mais je voulais être honnête avec elles sur l'importance de la situation, qui était peu banale.

Les filles s'amusaient dehors lorsque je suis arrivée. Je les ai serrées très fort dans mes bras et je les ai dirigées tranquillement vers le salon : « Papa a eu un grave accident ; une bactérie a attaqué son cœur et il doit rester à l'hôpital. » Anne-Sophie, 7 ans, me demanda d'un air inquiet : « Est-ce qu'il rentrera bientôt à la maison ? » Je lui répondis : « Je ne le sais pas, ma chouette, beaucoup de gens s'occupent de papa pour qu'il nous revienne en santé le plus tôt possible. » Elles m'écoutaient attentivement et, après mon bref discours, elles sont tranquillement retournées jouer dehors avec leurs amis.

Il était maintenant temps d'annoncer la nouvelle aux proches. Je ressentais chez les gens beaucoup de compassion et d'inquiétude pour ce qui venait de nous arriver. Je tentais de les rassurer de mon mieux, mais je n'avais rien de très positif à leur dire, à part le fait que Jean était toujours vivant. Que pouvais-je ajouter ? « Jean est aux soins intensifs, il a été frappé par un virus qui a détruit son cœur. Il a passé six heures sur la table d'opération, hier soir. On lui a installé un cœur mécanique dans l'abdomen pour le maintenir en vie. Il est en attente d'une greffe cardiaque. »

Combien de temps allait durer l'attente ? Une semaine, un mois, une année ? Personne ne le savait. En plus, on m'informa du fait que l'attente pouvait être longue étant donné la corpulence de mon mari.

Nos parents, nos frères et sœurs, les amis, les voisins et les professeurs des enfants, tous se sont mobilisés pour nous aider. Cette aide s'est présentée sous plusieurs formes : en accompagnant les enfants dans leur quotidien (école, aide aux devoirs, accueil chaleureux au retour à la maison, repas chauds et réconfortants) ou en nous offrant un soutien moral dans les moments de joie et d'inquiétude que nous a fait vivre cette aventure. Aujourd'hui, je suis très reconnaissante d'avoir reçu autant d'amour et de soutien des parents et des amis. Cette énergie nous a permis, à Jean et à moi, de puiser en nous les forces nécessaires pour traverser avec une grande détermination cette tempête.

Adaptation à la pompe mécanique : du 22 septembre au 2 octobre 2002

Quand je retournai aux soins intensifs, Jean était conscient et déterminé à se battre, mais il n'acceptait pas ce qui se passait :

Témoignage de Jean

« Pourquoi moi ? Qu'ai-je fait pour mériter ce sort ? Je ne peux accepter de faire souffrir mes proches ; ils ne le méritent pas. Quel sera mon avenir ? Ma carrière ? Ma santé à long terme ? Serai-je en mesure de poursuivre mes activités, de bûcher du bois, d'aller à la pêche ? Verrai-je mes petits-enfants ? Ma conjointe devra-t-elle s'occuper de moi comme on s'occupe d'une personne à mobilité réduite ? »

Au cours des premiers jours, il fallut s'adapter à cette nouvelle réalité : accepter la situation, vivre avec la pompe mécanique, reprendre des forces et comprendre le processus du don d'organes. La réadaptation se déroulait très bien. Jean prenait rapidement des forces, il marchait, faisait du vélo stationnaire et tous les exercices recommandés par la physiothérapeute, il apprenait à faire fonctionner sa pompe mécanique. Il s'habituait tranquillement au tic-tac de la pompe et au mouvement oscillatoire de son abdomen. Il gardait malgré tout un bon moral et un sens de l'humour, quelquefois au grand désarroi des infirmières.

Dans cette période, les seuls contacts qu'il avait avec les enfants passaient par les dessins que les filles lui faisaient.

Témoignage de Jean

« Je ne veux pas que mes enfants me voient dans cet état, elles pourraient rester marquées et me descendre de mon piédestal. »

Effectivement, les enfants ont beaucoup dessiné durant cette période. C'était pour elles une façon d'exprimer leurs émotions devant la situation. Je tapissais les murs de la chambre de Jean de leurs dessins en ajoutant de nombreuses photos des moments précieux que nous avions vécus ensemble. C'était une façon pour moi de m'assurer qu'il s'accroche à la vie.

Témoignage de Jean

« Ces montages de dessins et de photos accompagnés de mots réconfortants me donnaient l'énergie nécessaire pour traverser chaque journée, une motivation à me battre. Malgré les circonstances, ma chambre d'hôpital dégageait du bonheur. »

Les enfants nous ont beaucoup motivés pour traverser cette épreuve, elles ont collaboré, ont été compréhensives et ont démontré un grand sens de l'adaptation. Toutefois, le plus important, c'est qu'elles acceptaient leur papa tel qu'il allait être désormais, avec son nouveau cœur. Elles savaient que ce nouveau cœur allait les aimer autant.

La sortie des soins intensifs et l'attente de la greffe : les 3 et 4 octobre 2002

Jean quitta les soins intensifs pour un autre département, en attente de sa greffe. Cette journée fut difficile pour lui. Pour la première fois de son séjour, il a eu un moment de panique ; un mélange d'angoisse et de colère.

Témoignage de Jean

« J'ai compris que je commençais une période d'attente qui pouvait être très longue et pour laquelle je ne recevrais plus l'attention dont je pensais avoir besoin ; j'avais le sentiment que les gens m'oublieraient peu à peu. Entouré des miens, qui m'ont soutenu tout au long de cette aventure, et après deux semaines d'adaptation à cette pompe mécanique, me voilà entré dans la phase d'attente, hors des soins intensifs. Combien de temps durera cette attente, me demandais-je ; vais-je retourner à la maison avec cette fameuse pompe ? C'était l'angoisse. »

Le 4 octobre 2002, à 23 heures, je rentrai à la maison après avoir passé la soirée avec Jean à l'hôpital. J'étais épuisée, la journée avait été difficile pour Jean et j'avais besoin d'une bonne nuit de sommeil. J'embrassai les filles, qui étaient déjà dans les bras de Morphée, et j'allai dormir doucement dans mon lit.

À minuit, le téléphone sonna. Je répondis. C'était l'infirmière de greffe, Johanne : « Sonia, j'ai une bonne nouvelle. Je crois que nous avons un cœur compatible pour Jean, nous aimerions que tu viennes nous rejoindre à l'hôpital maintenant. »

Je ne le croyais pas. On me disait qu'il pouvait y avoir une période d'attente d'au moins une année et même plus, et ça faisait seulement 10 jours ! Je me levai en vitesse, j'allai annoncer la nouvelle à mes parents (qui étaient à la maison pour s'occuper des enfants) et je quittai la maison avec mon beau-frère, Bernard. Lors de notre trajet vers l'hôpital, on entendit à la radio la chanson de Louis Armstrong, *What a Wonderful World !* Je me sentis alors très émue. Ce moment restera toujours gravé dans ma mémoire. Il est vrai que la vie est belle, malgré le lot d'épreuves qu'elle nous fait vivre.

À notre arrivée à l'hôpital, Johanne me dit : « Sonia, je crois que nous avons trouvé le bon cœur. D'ici quelques minutes, nous aurons les résultats du dernier test. Si c'est positif, tu pourras aller annoncer la nouvelle à Jean. » Quelques minutes plus tard, mon beau-frère Bernard et moi entrions dans la chambre de mon mari pour lui annoncer la nouvelle. Il dormait profondément. Il se réveilla en sursaut et me demanda ce qui se passait.

Témoignage de Jean

« Cette fois, la chance me souriait. Au cours de ma première nuit hors des soins intensifs, j'ai eu une apparition, ma douce conjointe me réveilla à trois heures du matin, pour me dire que ça y était, un nouveau cœur m'attendait. Bonheur, anxiété, peur : je fus envahi par un mélange d'émotions. Notre vie allait peut-être basculer dans quelques heures, d'un côté ou de l'autre. À ce moment, mes pensées se concentraient sur l'avenir de ma famille. Leur sécurité et leur bonheur passaient avant tout, mais j'avais une grande confiance en mon retour ; je savais que tout allait bien se passer, que j'avais encore un rôle à jouer sur cette Terre. C'est tout de même une drôle de sensation que de partir attaché sur une table et de penser que dans quelques minutes, on me retirera cet organe vital pour me donner celui d'un autre. Alors que certaines personnes meurent de beaucoup moins que ça. »

Jean se préparait mentalement à sa deuxième opération à cœur ouvert. Cette nuit-là, le ciel avait rendu trois cœurs disponibles pour Jean. À cinq heures du matin, le nouveau cœur arriva à l'Institut et Jean passa plusieurs heures sur la table d'opération.

Pendant ce temps, à la maison, les filles apprenaient la bonne nouvelle : on avait trouvé un cœur pour Jean.

Témoignage de ma fille aînée, Marie-Pascale, 10 ans

« Très tôt le matin, ma grand-mère m'a réveillée doucement et m'a appris qu'ils avaient trouvé un cœur pour mon père. J'étais très contente et c'est à ce moment-là que j'ai eu réellement confiance que mon père allait continuer à vivre longtemps. »

À sa sortie de la salle d'opération, après la greffe, Jean se réveilla soudainement.

Témoignage de Jean

« Quelques heures plus tard, un court réveil ; est-ce bien moi ? Je défilais mon nom et mes coordonnées, puis je retournais dans mon sommeil, satisfait. Puis vint le vrai réveil. Quelle sensation ! Ne plus ressentir et entendre le tic-tac de la pompe mécanique... Tout semblait baigner dans l'huile ; une merveilleuse sensation. »

Les jours qui ont suivi la greffe ont permis à Jean de s'adapter à son nouveau cœur, à rebâtir sa masse musculaire, à faire l'apprentissage de nouveaux médicaments (38 pilules par jour), à adopter de nouvelles règles d'alimentation et à apprivoiser les battements et le temps de réaction de son nouveau cœur.

Témoignage de Jean

« Cette période m'a aussi servi à faire deux grands deuils ; celui de l'ancien cœur et celui de la famille du donneur à qui je pense encore souvent. Cependant, c'est un inconnu. Combien de temps ce cœur fonctionnera-t-il ? Y aura-t-il un rejet, des effets secondaires aux médicaments ? »

Le jour « J », grand retour à la maison : le 18 octobre 2002

Le 18 octobre fut le jour « J ». Je me préparais à l'arrivée de Jean qui revenait à la maison après un mois d'absence. Je me souviens très bien de ce vendredi, c'était une belle journée d'automne, ensoleillée et relativement chaude. J'avais informé l'école que les enfants s'absenteraient ce jour-là. Elles avaient préparé une belle affiche pour accueillir leur père : « Bienvenue à la maison papa ! »

Il était très important pour moi de bien préparer les filles à son arrivée. Dans un premier temps, je voulais les rassurer, leur dire que leur papa allait très bien et qu'il était assez en forme pour être à la maison avec nous, mais aussi qu'il était encore très fatigué. Effectivement, Jean avait perdu 40 livres pendant son séjour à l'hôpital et il était un peu faible, car il ne s'était passé que quatorze jours depuis la greffe. Les filles étaient encore petites à l'époque, et les moments de calme étaient appréciés. De plus, je les ai préparées au fait que nos retrouvailles n'allaient pas être aussi intimes que nous l'aurions souhaité, puisqu'une équipe de Radio-Canada, avec un journaliste et un cameraman, viendrait filmer son arrivée à la maison pour terminer un reportage sur sa transplantation.

En fin d'avant-midi, je suis allée chercher Jean à l'hôpital. Il était très heureux de sortir, mais en même temps il était inquiet de s'éloigner du soutien médical qu'il avait eu pendant ces quatre dernières semaines.

L'arrivée à la maison s'est bien passée. Une nouvelle vie commençait pour nous tous. Jean prenait peu à peu des forces.

Témoignage de Jean

« L'esprit était là à 100 %, mais le corps ne réagissait pas aussi vite, la fatigue se faisait rapidement sentir. Cependant, après quelques semaines, ma vie a repris son cours normal. »

Les principales nouveautés se résumaient à prendre les médicaments, à faire de l'exercice physique quotidiennement et à s'adapter à une nouvelle diète. Pour moi, c'est ce dernier point qui fut le plus difficile à intégrer. Il y avait de multiples contre-indications : sel, beurre, pain, sucre, poisson cru, fromage gras, œufs et j'en passe. Je me rappelle la première fois où je suis allée faire l'épicerie après l'arrivée de Jean à la maison. Je me suis mise à lire le tableau des valeurs nutritives de tous les aliments. Il y avait trop de gras ou trop de sel ou encore trop de sucre dans tout ce que je prenais dans mes mains : céréales, pains, biscuits, certains yaourts. Quel casse-tête ! Je suis donc revenue bredouille et très découragée. Cependant, avec l'aide de la nutritionniste de l'Institut, nous avons réussi à très bien adapter notre alimentation pour satisfaire les nouvelles règles alimentaires de Jean et avoir de la nourriture que les enfants aimaient. Aujourd'hui, mes filles sont très reconnaissantes et fières d'avoir une alimentation aussi saine.

Après six semaines de convalescence, Jean a pu retourner au travail, et cela, grâce à une saine alimentation, à de bonnes habitudes de vie et à une attitude positive. Nous étions très heureux de reprendre notre routine ; quel bonheur de revenir au métro-boulot-dodo. La vie reprenait tranquillement son cours et quelle belle sensation c'était ! Il est important de souligner l'appui que nous avons reçu de nos employeurs. Par leur compréhension, nous avons pu vivre ce moment difficile en toute quiétude financière et nous concentrer à 100 % sur la guérison de Jean.

Notre vie maintenant ou comment profiter du moment présent

Les quatre premières années après la greffe se sont bien déroulées. Ce furent quatre belles années remplies, sans séquelles de l'accident, ni physiques ni psychologiques. Nous sentions une urgence de vivre et nous avions le goût de devancer nos projets : retour à temps plein au travail pour nous deux, reprise des voyages d'affaires, sorties fréquentes entre amis, achat d'un chalet, rénovations de la résidence principale, cours de golf, examen de routine annuel relié à la greffe, sans oublier le niveau d'inquiétude qui vient avec, et les nombreuses conférences sur la transplantation et le don d'organes que nous suivions attentivement. Et j'en passe. La vie allait si vite !

En avril 2006, quatre ans après sa greffe, Jean fit une embolie pulmonaire qui le garda au lit pendant un autre mois. Pour une deuxième fois, il passait près de la mort. Une autre remise en question s'imposait. Pourquoi cet accident survient-il ? Nous prenions pourtant tous les moyens pour avoir une vie saine !

Avec le recul, je crois que notre vie avait repris d'une façon anormalement accélérée. Nous ne donnions la priorité à aucun projet, nous ne remettions rien à plus tard. Nous devancions tous nos projets de retraite pour les réaliser « maintenant », comme si la vie allait s'arrêter à l'instant même, comme si le compte à rebours était commencé. Inconsciemment, nous devions avoir peur que la vie s'arrête.

Aujourd'hui, après ce deuxième avertissement, nous avons décidé de ralentir la course. Nous faisons l'effort d'apprécier davantage les moments où nous sommes ensemble, en famille et entre amis. Nous profitons du moment présent. Notre vie a un rythme plus normal, moins accéléré, plus paisible, ce qui la rend plus belle. Aussi, nous gardons une attitude positive face à l'avenir et gardons une grande confiance en la vie.

Témoignage de Jean

« Nous avons adopté un rythme de vie qui nous convient. Il faut savoir s'arrêter et prendre conscience de notre état. Rechercher l'équilibre. »

Les attitudes à privilégier dans des situations semblables

En résumé, voici certaines attitudes à privilégier pour vivre avec sérénité de tels événements :

- **S'accrocher en ayant confiance en la vie et soutenir l'autre.** Dès le début de cette aventure, et jusqu'à la fin, nous avons cru que Jean allait s'en sortir. Cette confiance, nous l'avons encore aujourd'hui. J'ai soutenu mon mari dans cette épreuve et je le soutiendrai encore sans hésiter s'il en a besoin.
- **Faire confiance en l'équipe médicale.** Il est normal que l'équipe médicale essaie de nouvelles technologies. Ayez confiance, ce sont des experts et ils peuvent faire des miracles. N'hésitez pas à leur poser des questions, ils répondront à vos interrogations. Le cœur mécanique reçu deux semaines auparavant à l'Institut en est un bon exemple.

- **Accepter l'aide de l'entourage.** Il est normal de se décourager parfois, dans des moments d'incertitude ou de fatigue. N'hésitez pas à accepter l'aide que les gens vous offrent ou à faire appel à des personnes en qui vous avez confiance. Les membres de la famille peuvent offrir un grand soutien et les événements difficiles à vivre sont souvent l'occasion de découvrir que la solidarité fait de grandes choses. Les établissements hospitaliers offrent aussi du soutien utile, comme des services de nutritionnistes ou de physiothérapeutes. Enfin, il ne faut pas oublier le soutien donné par votre employeur, comme un soutien financier ou un programme d'aide aux employés. Sans l'appui que nous avons reçu de nos parents, de nos amis et de nos employeurs, nous n'aurions pas eu autant de force et de détermination pour traverser cette épreuve.

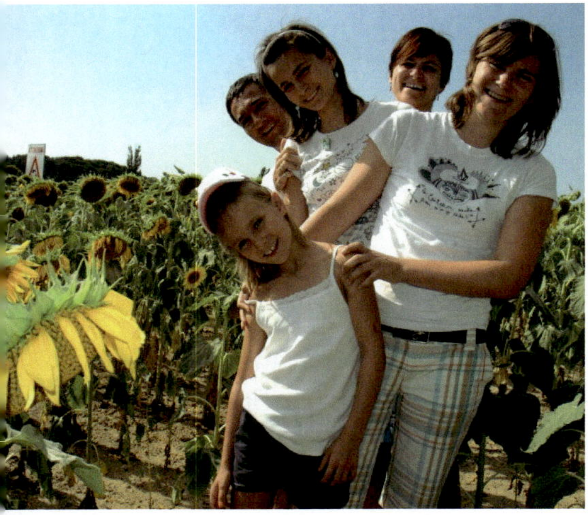

- **Respecter la décision de l'autre et être créatif.** Il est important de respecter la décision de l'autre tout au long du processus. Jean a vécu plusieurs moments difficiles d'acceptation, par exemple avant sa greffe, quand il ne voulait pas voir les enfants, de peur qu'elles ne le descendent de son piédestal. J'ai respecté sa décision. J'ai trouvé une autre façon pour qu'il puisse communiquer avec elles : tapisser de dessins les murs de sa chambre.

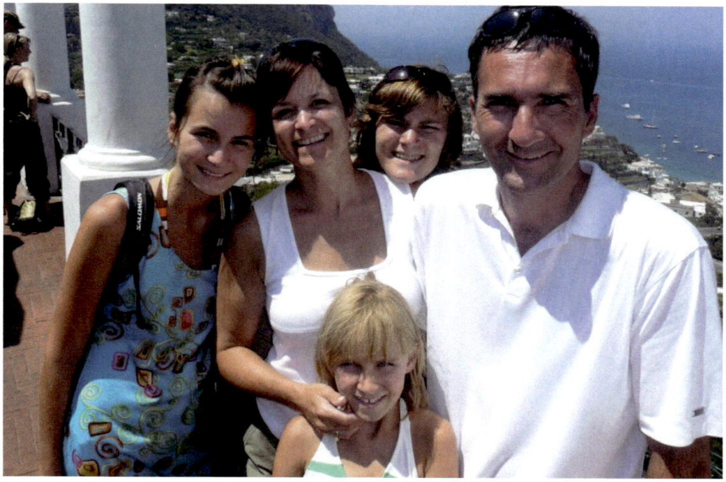

« Urgence de vivre » ! Après un événement comme celui-ci, nous avons ressenti cette urgence de vivre, d'être dans l'action et de réaliser tous nos projets ; comme si la vie allait s'arrêter demain. Dans de telles circonstances, il devient encore plus important de ralentir et d'apprécier les gens qui nous entourent. Nous n'insisterons jamais assez sur l'importance de prendre le temps de saisir les petits bonheurs du quotidien et de profiter de tous les plaisirs que la vie nous offre.

Notre nouvelle maxime : « Profitons de chaque instant. »

« Il y a une faille dans tout ce que Dieu a créé,
c'est par cette faille que s'infiltre la lumière. »
William Blake

Si vous voulez communiquer avec nous, n'hésitez pas à nous écrire à smorissette@videotron.ca

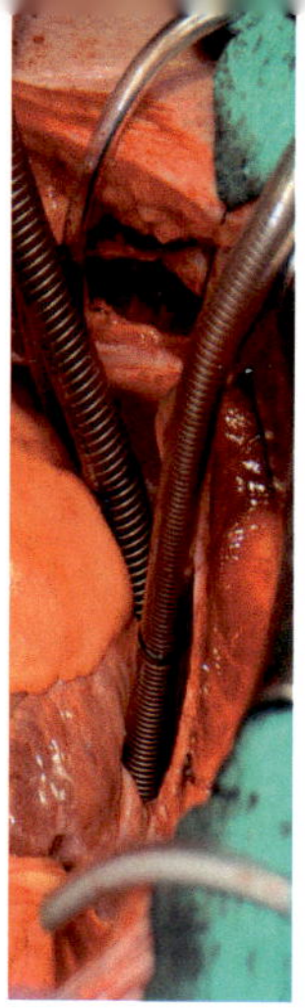

Épilogue

Du cœur à la machine, un long chemin à parcourir

Ensemble, nous avons parcouru le long chemin qui va du rêve des pionniers à notre réalité quotidienne en transplantation cardiaque. Que d'efforts pour ceux qui ont contribué au développement des techniques, que de générosité de la part de ceux qui ont donné et que d'espoir pour ceux qui ont reçu !

La greffe d'organes, et particulièrement du cœur, se trouve aujourd'hui à un tournant de son histoire. On maîtrise bien les techniques, on connaît bien les médicaments et les professionnels de la santé sont bien formés pour affronter les problèmes entourant la greffe d'organes.

Le point faible de cette chaîne de vie demeure la disponibilité des organes à des fins de transplantation chez l'humain. Il est impératif de sensibiliser le public au don d'organes afin d'identifier et de prélever tous les donneurs disponibles, et de sauver le plus de vie possible chez ceux qui sont en attente. Il faut prendre conscience du fait que chacun de nous peut aider les autres en offrant ses organes après la mort. Telle est la pierre angulaire de tous ces efforts. Nous avons besoin du public, nous avons besoin de chacun de vous !

La transplantation des organes (cœur, poumons, foie, reins, pancréas) doit devenir un enjeu de société, sans quoi des centaines de personnes seront privées de l'espoir d'une greffe. Le législateur doit évaluer l'introduction possible du consentement présumé au don d'organes dans nos lois, le décideur public doit prioriser la transplantation d'organes dans notre système de santé et le gestionnaire doit s'assurer de la disponibilité des ressources nécessaires aux soins de transplantation.

La médecine moderne est en mesure de sauver des vies humaines et d'offrir l'espoir d'une vie productive grâce à la transplantation d'organes. L'état et la société civile ont le pouvoir de prioriser l'organisation optimale des soins de santé en transplantation. Alors chacun de nous a le devoir d'y contribuer en offrant nos organes à des fins de transplantation après la mort.

Que nous réserve l'avenir ? Peut-on un moment rêver, au même titre que les pionniers l'ont fait il y a 50 ans, et entrevoir ce que seront nos choix pour l'avenir ? Le cœur mécanique tel qu'il est décrit dans cet ouvrage offrira probablement un soutien à la fois temporaire, dans l'attente d'une transplantation, et à long terme. Il deviendra peut-être l'outil qui assurera une meilleure qualité de vie pour les patients atteints de maladie cardiovasculaire sévère et irréversible.

Que dire des promesses de l'organogenèse ? Ce qui nous semble aujourd'hui de la science-fiction pourrait bien devenir une réalité de tous les jours. En effet, la recherche permet d'entrevoir le jour où nous pourrons recréer un organe comme le cœur à partir des cellules souches d'une personne atteinte d'une maladie terminale. Il suffira alors de remplacer le cœur malade par ce nouveau cœur, créé à partir des cellules de la personne elle-même.

La transplantation du cœur à partir d'un donneur humain est une réalité de tous les jours. L'usage du cœur mécanique pour une très longue période de temps est à nos portes. Enfin, l'organogenèse ou la régénérescence d'un nouveau cœur à partir des propres cellules du receveur est un fabuleux rêve d'avenir pour les chercheurs, les médecins, les patients et pour l'humanité tout entière.

Au Québec, un organisme appelé **Québec-Transplant** est responsable de la coordination des activités de don d'organes.

Les Québécois sont ouverts au don d'organes, avec l'un des taux les plus élevés de don par habitant en Amérique du Nord. Toutefois, il y a beaucoup plus de receveurs en attente d'organes solides (cœur, foie, rein, pancréas et poumon) que de donneurs identifiés par les experts. Cette situation entraîne une grande pénurie d'organes et le décès de plusieurs patients en attente d'une greffe.

Beaucoup de travail reste donc à accomplir pour sensibiliser au don le grand public, les médecins et le personnel hospitalier et pour s'assurer que tous les donneurs d'organes sont identifiés lorsqu'ils séjournent dans nos centres hospitaliers de soins aigus.

Bibliographie et ressources

Bibliographie

BOUCEK, M.M., C. MASHBURN, S.M. DUNN et al. «Pediatric heart transplantation after declaration of cardiocirculatory death» *New England Journal of Medicine* 2008 359 (7) : 709-714.

DE PLAEN, Sylvaine (Éd.) *La transplantation d'organes : enjeux et paradoxes.* Montréal : Éditions du CHU Sainte-Justine, 2006. 208 p.

DUSSAULT, René. « Le don d'organe au Canada : l'urgence d'agir » *Administration publique du Canada* 2007 50 (2) : 167-194.

« Recommandations nationales pour le don après un décès d'origine cardiocirculatoire » *JAMC* 2006 175 (8) : Suppl. SF 1-10.

TSCHUI, Marlyse. *Le don d'organes : donneurs, greffés et soignants témoignent.* Paris : Anne Carrière, 2003. 330 p.

Ressources sur Internet

Au Canada

Association canadienne des dons d'organes (ACDO)
www.acdo.ca

Collège des médecins du Québec (CMQ)
www.cmq.org

Conseil canadien pour le don et la transplantation (CCDT)
www.ccdt.ca

Don d'organes
www.signezdon.ca

Institut canadien d'information sur la santé (ICIS)
www.icis.ca

Québec-Transplant
www.quebec-transplant.qc.ca

Registre canadien des insuffisances
et des transplantations d'organes
http://secure.cihi.ca/cihiweb/dispPage.jsp?cw_page=services_corr_f

Aux États-Unis

National Institutes of Health (NIH)
www.nih.gov

International Society for Heart and
Lung Transplantation (ISHLT)
www.ishlt.org

United Network for Organ Sharing (UNOS)
www.unos.org

En Europe

Dons d'organes et de sang – Portail de la région wallonne
www.wallonie.be/fr/citoyens/sante-prevention-et-securite/dons-d-organes-et-de-sang/index.html

Fondation nationale suisse pour le don
et la transplantation d'organes
www.swisstransplant.org/fre

France ADOT – Fédération des Associations pour le don d'organes et de tissus humains
www.france-adot.org

Sources mixtes
Groupe de produits issu de forêts bien gérées, de sources contrôlées et de bois ou fibres recyclés
www.fsc.org Cert no. SGS-COC-003885
© 1996 Forest Stewardship Council
FSC

10%

Achevé d'imprimer en juillet 200
sur les presses de l'imprimerie
LithoChic inc.
à Québec